臨床検査学実習書シリーズ

免疫検査学実習書

監修 一般社団法人
日本臨床検査学教育協議会

編 加藤亮二
　　利光　央

医歯薬出版株式会社

『臨床検査学実習書シリーズ』の発行にあたって

　臨床検査技師教育は昭和46年（1971年）にその制度が制定されて以来，本年で37年目を迎えた．また衛生検査技師教育を含めると約半世紀がたとうとしている．その間に臨床検査学の教育内容も充実し，確立したものとなった．今から約8年前の平成12年（2000年）に臨床検査技師学校養成所指定規則の改正が行われ，カリキュラムが大綱化された．それは科学技術の発展に即応した先端技術教育の実践や，医療人として豊かな人間性と高い倫理性をもつ人材の育成，そして総合的なものの考え方や広い視野の下で，医療ばかりではなく，予防医学・健康科学・食品衛生・環境検査などにも対応できる教育の充実を目標として改正されたものだった．時代の変遷とともに求められる臨床検査技師というものが変化し，技術主体から問題解決能力をもつ臨床検査技師の育成が求められるようになった．しかし，いくら自動化や機械化が進んだとしても臨床検査技師の養成に技術教育をお座なりにしてよいものではない．卒前教育において十分な基礎技術を身につけ，現場においてどんな場面においても的確に対応できる人材が必要となる．

　日本臨床検査学教育協議会は平成18年（2006年）の法人化に伴い事業の一環として実習書の発行を企画した．その目的は，現在，標準となる臨床検査学の実習書がないこと，そして実習内容は各養成施設独自に定められており卒前教育として必要な技術が明確になっていないことなどがあげられる．それに加え，学内実習の標準化がなされれば臨地実習の内容統一にもつながってくることが期待される．このようなことからも実習書の作成は急務なものであった．医歯薬出版株式会社の協力の下，この『臨床検査学実習書シリーズ』が発行されることは，今後の臨床検査技師教育の発展に大きな足跡を残すことになると編者一同自負している．

　編者は日本臨床検査学教育協議会の理事を担当されている先生に，そして執筆者は現在，教育に携わっている先生方を中心にお願いした．いずれも各専門科目において活躍し，成果を上げられている方がたである．

　利用するであろう臨床検査技師養成施設の学生は，本書を十分に活用して，臨床検査技師として必要な技術を身につけていただき，将来社会で大いに活躍することを願うものである．

2008年8月

有限責任中間法人（現・一般社団法人）日本臨床検査学教育協議会・理事長

三村　邦裕

序文

　免疫検査学は，ヒト生体内で生じた防御反応の結果，その反応が過剰・異常・不足の場合に発生する疾患を診断するための検査技術学であり，この30年間での進歩は他の科目に比べて著しい．また，免疫検査技術の骨格となる抗原抗体反応は特異性や親和性が高いためにサンプル中の微量物質の測定や目的物質の同定を可能とし，免疫検査学に限らず，輸血移植学・法医学・臨床化学・病理学・血液学・腫瘍免疫学などの幅広い分野へ，その技術は応用されている．さらに，この測定法は微量な蛋白・糖蛋白・ホルモン・サイトカインなどの測定を可能とし，新しい疾患の発見に多大な貢献を果たしてきた．

　一方で，技術革新の進歩は臨床検査技術の底辺を向上させ，臨床検査現場ではそのほとんどが自動化の方向へと進み，現場の臨床検査技師は検査法の基礎原理とブラックボックス化した自動機器の運用法との乖離に対して，その溝を埋める能力が求められている．そうした状況をふまえ，今回の『免疫検査学　実習書』の執筆にあたり，免疫検査学の教育を実際に行っている教員に加えて，臨床検査現場で活躍している多くの先生方にも加わっていただいた．

　本書の構成は基本的には実習単位を2単位（60時間）に設定し，1回を4時限，学生数を40名とした内容であるが，輸血・移植検査学との関係から1単位（45時間）としている学校もあることから，学内実習モデルをA・B・Cと3種作成し，多くの学校が選択，運用できるようにしている．

　また，前述したように自動機器の進歩により，臨床検査現場での免疫検査は臨床化学検査と共同運用しているところが多いために，従来から行われてきた用手法による免疫検査技術を多用している施設は少ない．しかしながら，患者データの解読が可能で異常データなどへ適切に対応する能力を養うには，免疫反応の基礎技術である用手法の沈降反応・溶解反応・凝集反応・標識免疫反応に加えて，免疫電気泳動法・間接蛍光抗体法・免疫比濁法などの基礎技術の習得はきわめて重要である．そうした意味もあり，本書の構成にはこの点を主に，学生が理解しやすいように，①免疫実習の到達目標，②免疫検査に必要な基礎技術としての免疫反応の成り立ち，非特異反応，検体・試薬・機器などの扱い方に加えて，免疫検査の精度管理についても詳細な解説を加えた．さらに，③用手法の各方法と学内実習では困難とされる高価な自動機器法も記載してあるので両者の活用を是非に推奨する．末尾には臨地実習で必要とされる知識についても述べているので，多くの学校がこの実習書を活用し免疫検査技術レベルの一定化と効果の高い教育ができれば執筆者一同の喜びでもある．今後，本書に対して多くの読者からのご叱正をいただき，さらに使いやすい書となることを希望する．

2010年4月

編者・執筆者を代表して　加藤　亮二

臨床検査学実習書シリーズ 免疫検査学実習書

目次

『臨床検査学実習書シリーズ』の発行にあたって　iii
序文　v

I　総論　1
1　免疫検査学実習の到達目標　2

II　器具と試薬　5
1　器具　6
2　試薬　9

III　免疫検査に必要な基礎技術　13
1　測定物質の概念　14
2　免疫測定法の成り立ち　16
3　抗原・抗体の取り扱い方　20
4　血清の扱い方　25
5　血清希釈法　26
6　血球の扱い方　28
7　不活性化（非働化）　30
8　免疫学検査における検体の種類と保存法　31
9　リンパ球分離法，リンパ球培養法　32
10　免疫検査における非特異反応について　39

IV　免疫検査の精度管理　43
1　精度管理法　44
2　異常値への対応　52

V　免疫検査法　55

〈用手法〉

1　動物免疫法とアジュバント作製　56
　1　動物免疫法　57
　2　アジュバント　59
　3　抗体価の検定法　60

2　沈降反応（二重免疫拡散法）　63
3　免疫比濁法（CRP測定）　68
4　凝集反応　71
　1　梅毒検査　71

    2 AIDS関連検査（HIV抗体スクリーニング検査） 77
    3 寒冷凝集反応（マイコプラズマ） 80
    4 リケッチア 83
    5 リウマトイド因子（RAテスト） 85
    6 甲状腺関連検査 88

  5 溶解（溶血）反応 93
    1 血清補体価（CH50） 93

  6 標識反応 96
    1 ELISA法 96
    2 イムノクロマトグラフィ法（肝炎ウイルス） 115
    3 イムノブロット法（AIDS） 118

  7 蛍光抗体法 123
    1 抗核抗体検査 123

  8 免疫電気泳動検査 126

  ＜自動化検査法＞
  1 免疫検査の自動化測定法の現状 134
    1 免疫専用検査機器と汎用検査機器 134
    2 免疫検査のシステム化 135

  2 免疫専用機器による測定法 137
    1 感染症検査 137
    2 アレルギー検査 141
    3 腫瘍マーカー検査 145
    4 血漿蛋白検査 148

  3 リンパ球サブセット（T細胞サブセット） 155

VI　学内実習モデル 161

  1 モデルA 162
  2 モデルB 164
  3 モデルC 167

VII　臨地実習とのかかわり 169

  1 臨地実習で必要な知識 170

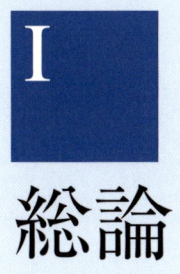

I

総論

1 免疫検査学実習の到達目標

I 総論

免疫検査学は生体および試験管内抗原抗体反応を利用することにより，免疫疾患の診断や治療経過に役立つ検査法の研究を行う学問全般を指すが，実際の病院での検査法は，ほとんどが自動化（機械化）されており，この分野ほど大学（学校）で勉強した内容と大きく乖離している例は少ない．

しかし，抗原や抗体を扱う分野は，医療のなかではきわめて応用範囲が広く，免疫疾患や移植・輸血学を扱う臨床免疫学はもとより，免疫病理・免疫化学・免疫血液・免疫遺伝学などの基礎医学，細胞工学分野，および最近では抗体による医薬品への応用も始まっている．したがって，抗原抗体反応の骨子を形成する免疫検査法を学び，理解することは，医療分野において有益な知識となる．

■ 一般目標

抗原抗体反応を利用した免疫検査法は化学的検査法に比べて特異性が高く，体液中の微量な物質の定量に適している．この方法を大別すると，沈降反応，免疫比濁法，凝集反応，溶血反応，標識反応などに分類されるが，これらの測定原理や特徴および検査法がもつそれぞれの測定意義や免疫疾患への応用範囲について理解することが望ましい．

また，分析検査としての利点を生かした抗原抗体反応の具体的な操作法，判定法，結果の解釈，基準値から導き出される異常値への対処法ができるよう修得し，さらに検査が終了した検体の管理とデータ管理法が行えるようにする．また，守秘義務や病院内における倫理規程にも配慮ができるような能力を養うことが望ましい．

■ 行動目標全般

①生体防御によって破綻する免疫疾患について説明できる．
②生体内免疫反応の分類とその違いについて説明できる．
③試験管内抗原抗体反応の分類とその違いについて説明できる．
④各種病態に即応した免疫検査法を選別できる．
⑤各種免疫検査法の測定原理を説明できる．
⑥各種免疫測定法の準備・操作・判定などについて実施できる．
⑦各種免疫測定法の基準値を述べることができる．
⑧得られた検査データの解釈と評価の重要性について説明できる．

⑨異常値への対処法についてその方法の説明ができる．
⑩検査に使用した検体管理の重要性を説明できる．
⑪検査データの管理の重要性を説明できる．
⑫検査に関する守秘義務や倫理規程について説明できる．

■ 行動目標各論
①抗原抗体反応がもつ利点や欠点について説明できる．
　・特異性
　・親和性
　・非特異反応
　・交差反応
　・抗原抗体反応に影響を及ぼす因子
　・抗原抗体反応の量的比率によって起こる最適比，抑制反応
　　（地帯現象，プロゾーン）
　・抗原抗体反応の感度（最小測定検出度）
　・抗原のもつ分子量の違いと測定法のかかわり
②免疫検査法の種類と原理を説明できる．
　・沈降反応（免疫電気泳動）
　・凝集反応（間接凝集反応，直接凝集反応）
　・溶血反応，溶解反応，ADCC
　・標識反応　　酵素免疫測定法
　　　　　　　　放射免疫測定法
　　　　　　　　蛍光免疫測定法
　　　　　　　　化学発光免疫測定法
　　　　　　　　間接蛍光抗体法
　　　　　　　　イムノクロマトグラフィ
　　　　　　　　イムノブロット（SDS-PAGEとの組合せ）
　　　　　　　　フローサイトメトリ
　・遺伝子検査法
③免疫検査の準備，検体保存などについて次の内容を説明できる．
　・測定法の違いにおける採血上の注意事項
　・血清分離法
　・血清の不活性化（補体の不活性化）
　・血球の洗浄法
　・血清の希釈法
　・抗体の保存法
　・血清の保存法
　・補体の保存法
　・頻繁に使用する緩衝液の作製法
　・マイクロプレートの扱い方

- ・マイクロピペットの扱い方
- ・恒温槽の扱い方
- ・孵卵器の扱い方
- ・光学顕微鏡・蛍光顕微鏡の扱い方
- ・電気泳動機器の扱い方
- ・蒸留水の作製法
- ・免疫検査に使用する自動分析機について
- ・ランダムアクセスについて

④下記の免疫検査の方法および判定について説明できる．
- ・定性・半定量・定量の違いについて
- ・スクリーニング・確認試験の違いについて
- ・血清対照・血球対照の意味について
- ・陽性対照・陰性対照の意味について
- ・カットオフ値について
- ・ROC曲線について

⑤下記の疾患に関係する各種免疫検査の基準値について説明ができる．
- ・感染症検査
- ・アレルギー検査
- ・自己免疫検査
- ・腫瘍マーカー検査
- ・血漿蛋白検査
- ・急性相反応物質
- ・リンパ球検査

⑥検体およびデータ管理法が実施できる．
- ・精度管理法

⑦倫理的配慮について考慮できる．

（加藤亮二）

II

器具と試薬

II 器具と試薬

1 器具

免疫検査実習で必要な器具を述べる．なお，機器の原理などについては『最新臨床検査学講座／検査機器総論』や，それぞれの機器の取扱説明書を読むこと．

■ 到達目標
①器具の名称を正しく言える．
②目的に合った器具が選択できる．
③使用上の注意を守って正しい操作ができる．
④ガラス器具の洗浄手順を説明できる．

■ 試験管
中試験管（内径10〜12mm，長さ9〜10cm），小試験管（内径7〜8mm，長さ9〜10cm）
- 材質は硬質ガラス製のものがよい．
- 試験管口は直口がよい．
- 丸底で，中心が盛り上がっていないものがよい．
- 人数と実習内容で必要な本数を見積もり，その3倍以上の本数は準備しておく．

＜使用上の注意＞
- ひび割れや傷の有無をチェックする．
- 実験台上では必ず試験管立てに立てる．

■ ピペット類
先端目盛りメスピペット（0.3〜10ml各種），駒込ピペット（2〜10ml各種），ガラスピペット（毛細管ピペットなど），ピペット用スポイト，安全ピペッタ

＜使用上の注意＞
- 先端が欠けたものは使用しない．
- 実験台上に，じかに置かない．
- 液の中で空気を吐かない．
- スポイトの中まで液を吸い上げない．
- 目盛りを読むときは，できるだけ水平状態に保つ．
- 液を吸った状態でピペットを横に寝かせない．

・液を吹き出すときは試験管の壁に向かって吹く．
・使用後は，すみやかに内面を洗い流し，放置による乾燥を避ける．

■ 計量容器

三角フラスコ（50～1,000ml各種），ビーカー（50～1,000ml各種），メスシリンダー（50～1,000ml各種），メスフラスコ（100～1,000ml各種）

＜使用上の注意＞
・要求される精度を考えて使用容器を選択する．
・秤量する際には，水平状態で液面最下部を線に合わせること．

■ マイクロプレート法で使用する器具

マイクロプレート(96穴, U底, V底)，マイクロピペット(容量固定, 可変0.5～1,000μl各種)，チップ（ラック入り），マルチチャンネルピペット（8連，12連），リザーバ，シリンジディスペンサ（2.5～50ml各種），プレートミキサ，プレート洗浄機，プレート比色計

＜マイクロピペットの操作法＞
① マイクロピペットの容量を確認する．可変ダイヤル式のものでは，ダイヤルロックを外して回す．（既定の容量範囲を越えて，無理に回さないように注意する．）
② チップを確実に装着する．
③ プッシュボタンを最初に突き当たる点（第1ストップ）まで親指で押す．
④ チップ先端を液面下3～5mm浸し，プッシュボタンをゆっくり戻して吸引する．
⑤ ピペットを液から引き上げ，チップの外側に付着した液を素早く拭き取る．
⑥ チップの先端をウェルの内壁に軽く当てるように保持し，プッシュボタンを押す．
⑦ まずゆっくり押して第1ストップで止め，液が排出されるのを待つ．
⑧ さらにボタンを次に突き当たる点（第2ストップ）まで押し下げて完全に排出する．
⑨ 押し下げたボタンはそのままでピペットを引き上げる．
⑩ チップイジェクトボタンを押してチップを捨てる．

■ ガラス器具の洗浄

① 使い終わった器具は，汚れが乾燥する前に水道水で洗い流す．
② 油性マーカーの印はキシレンやアルコールで消しておく．
③ 適切な濃度の洗浄剤が入った水槽に一晩以上浸漬したあと，水道水で洗い流す．
④ 蒸留水で水道水を洗い流す．
⑤ 金網かごなどに入れて乾燥器で乾燥させる．（場合によっては乾熱滅菌を加える．）
⑥ 収納棚，引き出しなど，ほこりを避けられる場所で保管する．

■ 遠心分離機
最高回転数が3,500 rpm以上のスイングロータ型，血清分離用のもの．
小試験管（12～21本），中試験管（8～10本）が架けられるバケット．

■ 冷蔵庫
4℃冷蔵庫，-20℃フリーザあるいは-80℃ディープフリーザ
・4℃冷蔵庫は外から中が見えるキャビネットタイプがよい．
・フリーザは温度記録計つきのものがよい．

■ 恒温器と水槽（ウォーターバス）
500W～1kWのヒーター，10～20リットルの水槽
・自動温度制御，攪拌機能つき，空だき防止装置つきがよい．

■ 孵卵器
・自動温度制御機能つきのもの．

■ 攪拌装置
試験管ミキサ，マグネチックスターラ

■ 顕微鏡
生物顕微鏡，蛍光顕微鏡，倒立（位相差）顕微鏡
・接眼レンズ10倍，対物レンズ4～100倍

■ 電気泳動装置
免疫電気泳動用一式

■ その他の器具・備品
洗浄ビン，試薬ビン，流水ポンプ（アスピレータ），スライドガラス，カバーガラス，くぼみガラス，ピンセット，攪拌棒，攪拌子，漏斗，染色バット，染色かご，スライドガラストレイ，血球計算盤，試験管立て，ピペット立て，薬さじ，金網かご，密閉容器（湿潤箱），寒天穴あけ器（金属管），吸い口，上皿天秤，タイマー，光電比色計，pHメータ，ライトボックス（イムノビュアー），水平回転機

（山田　久）

II 器具と試薬

2 試薬

免疫検査で使用する試薬はキット化されているものが多いが，基本的な試薬は自家調製の必要がある．

■ 到達目標
① %濃度の説明ができる．
② 希釈の方法を説明できる．
③ 基本的な緩衝液の調製ができる．

■ 溶液の調製
＜パーセント濃度＞

> パーセント濃度（%）＝（溶質量／全量）×100（全量＝溶質量＋溶媒量）
> w/v%：全量100（ml）あたりに含まれる溶質質量（g）の割合
> v/v（vol）%：全量100（ml）あたりに含まれる溶質体積（ml）の割合

また免疫検査では，以下のような調製法で行うこともある．

> パーセント濃度（%）≒（溶質量／溶媒量）×100

例）生理食塩液（0.9%のNaCl水溶液）の作製
　　塩化ナトリウム（NaCl）　　0.9g
　　精製水　　　　　　　　　　100ml
　　　精製水100mlに0.9gのNaClを溶かす．

＜希釈調製＞

> 全量（ml）＝原液量（ml）×希釈倍数（X）　（全量＝原液量＋希釈液量）

「X倍希釈する」という場合には，まず全量をいくらにするか考える．
あらかじめ濃縮溶液で保存しておき，検査時に希釈して使用する試薬の調製や検査材料の前希釈で行うことが多い．

■ 緩衝液の調製

免疫検査で使用される緩衝液調製方法の一例を示す.

＜リン酸緩衝食塩液（×10保存液）＞

NaH_2PO_4	11.5g
KH_2PO_4	2.0g
KCl	2.0g
NaCl	80.0g

蒸留水で1,000mlとする．pH 7.2 ～ 7.4.
使用時，蒸留水にて10倍希釈して用いる．

＜ベロナール緩衝液（pH8.6, μ=0.05）＞

5,5-ジエチルバルビツール酸	1.84g
5,5-ジエチルバルビツール酸ナトリウム	10.3g

蒸留水990mlを加え加温溶解し，HClでpH8.6に調整する．
さらに蒸留水を加えて1,000mlとする．

＜ゼラチンベロナール緩衝液（GVB^{2+}）＞

・ベロナール緩衝液（×5VB保存液）

5,5-ジエチルバルビツール酸	2.875g
5,5-ジエチルバルビツール酸ナトリウム	1.875g
NaCl	42.5g

バルビツール酸を約500mlの加熱した蒸留水に溶解後，NaClとバルビツール酸ナトリウムを加え，さらに蒸留水を加えて総量1,000mlとする．室温に保存する．

・Ca^{2+}, Mg^{2+}保存液

$CaCl_2$	1.67g
$MgCl_2 \cdot 6H_2O$	20.33g
蒸留水	100ml

白濁したらつくり直す．冷蔵庫に保存する．

・2％ゼラチン保存液

ゼラチン	2.0g
蒸留水	100ml

加温溶解し，小分けにして凍結保存しておくとよい．

・GVB^{2+}使用液

×5VB保存液	200ml
Ca^{2+}, Mg^{2+}保存液	1.0ml
2％ゼラチン	50ml

蒸留水を加えて1,000mlとし冷蔵保存する．

■ 市販試薬の取り扱い方

市販の試薬（キット）には，それぞれの保存法，有効期限，取り扱いの注意が決められている．したがって，使用する前に必ず，試薬に添付されている使用説明

書を熟読しておかなければならない．

＜一般的な留意事項＞
- 冷蔵保存される試薬は室温に戻してから開封する．
- 凍結乾燥品は溶解液で復元後，10～20分放置してから使用する．
- 粒子状の試薬はよく混和して用いる．
- 同じ試薬でも，製造ロットが違うものは混ぜて使用しない．
- 繰り返し使用するものは，できるだけ無菌的に操作する．
- 使用後は密閉して，すみやかに保管場所へ戻す．
- 保存剤としてアジ化ナトリウムが添加されている試薬を破棄する際には，大量の水道水で流す．

（山田　久）

III

免疫検査に必要な基礎技術

III 免疫検査に必要な基礎技術

1 測定物質の概念

免疫測定法の対象となる物質

免疫学的検査において測定する物質には主として，抗原，抗体（免疫グロブリン：Ig），補体の3つが存在する．

■ 抗原とは

抗原は，わかりやすくいえば，「抗体と反応する物質，もしくは，生体内に入ることによって抗体の産生を誘導する能力のある物質」と定義することができる．ただし，抗体産生能を有するものはB細胞が最終的に分化した形質（プラズマ）細胞だけであり，実際は抗体産生能を有さないT細胞も抗原によって活性化されること，また場合によっては抑制されることもあることから，この定義だけでは十分とはいえない．本来の抗原の定義は，「免疫担当細胞（ここでいう免疫担当細胞とはB細胞やT細胞のこと）の表面に発現する抗原受容体に結合し，免疫反応を惹起あるいは抑制する物質」ということなる．しかし，この定義では，免疫学的検査における"測定物質"を理解するうえで妨げとなることから，ここではあえて前者，すなわち"抗体と反応する物質"を抗原と考えていただくことにする（図III-1）．

図III-1 抗原・抗体・補体

抗体は，抗原全体に結合するのではなく，抗原の一部分（エピトープあるいは抗原決定基と呼ぶ）に結合する．エピトープは抗原の表面に発現された10〜20個のアミノ酸から構成されている．通常，抗原には複数のエピトープが存在し，それぞれのエピトープに対して別々の抗体が結合する．抗体に補体が結合すると，補体の活性化が起こり，抗原（異物：微生物など）は破壊される

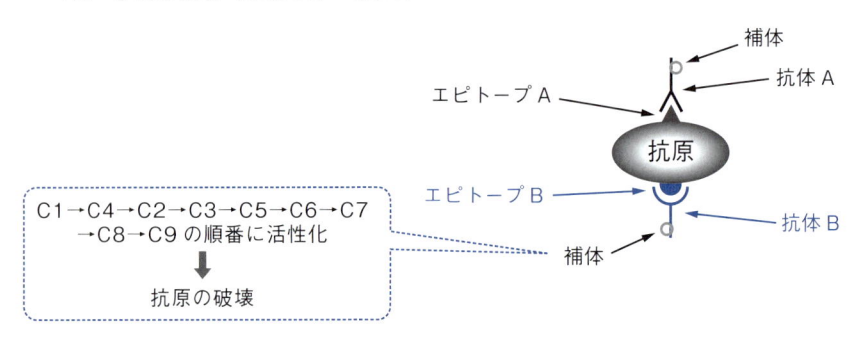

C1→C4→C2→C3→C5→C6→C7→C8→C9の順番に活性化
↓
抗原の破壊

補体
抗体A
エピトープA
抗原
エピトープB
抗体B
補体

■ 抗体とは

抗体は,「抗原が生体内に侵入した際に生成され,抗原と特異的に結合（反応）することのできる蛋白質」と定義することができる（**図Ⅲ-1**）. 抗体はIgG, IgA, IgM, IgD, IgEの5つのクラスから構成されている. それぞれのクラスは抗原と特異的に結合する能力を有するが, 免疫学的活性ならびに異物に対する反応性は大きく異なる.

■ 補体とは

補体は,「通常は血清中では機能的に不活化された状態で存在しているが, 炎症が起こった際に活性化され, 生体防御に重要な役割を果たす血清蛋白質の一群」と定義することができる. 補体には, 抗体の作用を補うことによって異物（細菌などの微生物）を破壊する作用がある（**図Ⅲ-1**）.

免疫測定法の対象物質と臨床的意義

■ 抗原を対象とする免疫測定法

抗原を対象とする測定は, 炎症性物質, 血液型物質, HLA（ヒト白血球抗原）, 腫瘍関連分子, ウイルス, 絨毛性ゴナドトロピンなど多岐にわたる.

■ 抗体を対象とする免疫測定法

異物（病原体など）が生体内に侵入すると, 通常その異物に対する抗体が産生される. そのため, 病原体に対する抗体価を測定することにより, どのような病原体に感染したかなどを調べることができる. 抗体を対象とした測定も, 免疫グロブリンの分画, 病原微生物に対する抗体, 自己免疫性疾患にみられる自己抗体, アレルギーの際に上昇するIgEなど多岐にわたる.

■ 補体を対象とする免疫測定法

補体の活性化経路には, 古典経路・第二（副）経路・レクチン経路の3つがある. 補体を対象とした免疫測定法には, 補体成分を蛋白として検出する方法と, 感作赤血球を利用して溶血活性を測定する方法の2つが存在する. 前者は, 補体の第3成分（C3）あるいは第4成分（C4）を蛋白として定性・定量する. 他方, 後者は, 感作ヒツジ赤血球を用いて古典経路の活性を測定する方法が一般に用いられ, 感作赤血球の50％を溶血させる補体価を指標として表す（CH50）. 頻度は高くないが, 第二（副）経路による補体の活性化を測定したり, 補体のC3あるいはC4以外の補体成分を測定する場合もある.

（江本正志）

III 免疫検査に必要な基礎技術

2 免疫測定法の成り立ち

免疫測定法の基本と歴史的流れ

免疫測定法は，今も昔も基本的に抗原抗体反応（抗原が抗体に特異的に結合することを利用した反応）を利用している．歴史的にみると，血中に存在（あるいは出現）する物質のなかでも，特に含有量の多いものから測定できるようになった．免疫測定法は特異性に優れてはいるものの，昔は結果の判定を肉眼的に行うものがほとんであったことから，それほど感度のよいものとは言い難かった．しかし，近年さまざまな改良がなされるとともに，新しい測定方法が開発されたことにより，一昔前と比べると驚くほど感度が上昇した．また，測定キットの開発ならびに測定機器の改良が重ねられ，簡便かつ迅速に測定することができるようになった．

主な免疫測定法

免疫測定法は，定性・半定量反応と定量反応の2つに大別することができる．従来は，感度が低かったこともあり前者が主流であったが，最近は感度のよい測定法が開発され，多くの場合で定量反応が可能となった．定性・半定量反応には，従来から行われている沈降反応，凝集反応，中和反応，補体結合反応，赤血球凝集抑制反応，蛍光抗体法に加えて，ウエスタンブロット法やイムノクロマト法などが，また定量法としては，免疫比濁法，ラテックス凝集免疫法，ネフェロメトリ，酵素免疫測定法，放射性免疫測定法，化学発光酵素免疫法，化学発光免疫法，電気化学発光免疫法などが用いられている．定性・半定量反応の多くは，感度が低いなどの理由により最近は感度の優れた定量法にシフトしているが，多くの改良がなされてきたことから，今も日常の検査として頻用されている．

■ 溶液内沈降・凝集反応

直接，抗原と抗体を反応させる測定法である．本反応には，抗原抗体反応により生じた抗原抗体複合体に一定波長の光を照射し，透過光の減少率から抗原あるいは抗体の量を測定する免疫比濁法（TIA）と，抗原抗体反応により生じた抗原抗体複合体に発光ダイオードやハロゲン・タングステンランプから発生する光を照射することによって生じる散乱光を測定するネフェロメトリがある．

■ 担体媒介凝集反応

ポリスチレンラテックスあるいはゼラチンなどの人工粒子に結合させた抗体を抗原と反応させる測定法である．抗原抗体反応により生じた凝集物は上述した免疫比濁法やネフェロメトリにより測定する．本反応は直接抗原と抗体を反応させる方法よりも感度が高い．実際には，ラテックス近赤外比濁法（LPIA）が頻用されており，自動分析機器を用いて測定することができる．

■ 標識抗体法

標識化合物の違いによって，ラジオイムノアッセイ（RIA），エンザイムイムノアッセイ（EIA），蛍光イムノアッセイ（FIA），化学発光イムノアッセイ（CLIA），電気化学発光イムノアッセイ（ECLIA）などがある．

ラジオイムノアッセイ（RIA）

本法は標識化合物として放射性同位元素（RI）を用いるもので，抗原あるいは抗体にRIをラベルし，反応後の放射活性を測定する．感度がよいことから，ごく微量の生体物質を測定するのに優れているが，廃棄物の処理が煩雑であり，コストがかかることから，次に述べるエンザイムイムノアッセイ（EIA）に移行しつつある．日常の検査では，半減期の短い^{125}Iを用いることが多い．本法には，競合法と非競合法の2つがある．

　競合法（狭義のRIA）：本法は，あらかじめRIで標識した抗原と標識されていない抗原（検体中の目的物質）を特異抗体と競合的に結合させ，抗原抗体複合物を形成したものと，形成しなかったものの放射活性を比較することにより，検体中の抗原量を測定する方法である．

　非競合法（IRMA）：本法はサンドイッチ法の原理を利用したもので，検体中の抗原と特異抗体を反応させたのち，抗原抗体複合体を形成したものをRIで標識した二次抗体と反応させ，その放射活性を測定することにより，検体中の抗原量を測定する方法である．

エンザイムイムノアッセイ（EIA）

本法は標識化合物として酵素を用いるもので，酵素を標識した抗原あるいは抗体にそれぞれ抗体あるいは抗原を反応させたのち，色原性基質を加えると発色するという原理を利用した比色測定法である．検査室レベルでは，アルカリホスファターゼやペルオキシダーゼが標識のための酵素として用いられている．本法もRIAと同様，競合法と非競合法があり，前者はEIA，後者はELISAが頻用されている．いずれも，RIAと同様の原理を利用している．

蛍光イムノアッセイ（FIA）

本法は蛍光物質を標識化合物として用いる方法で，蛍光偏光イムノアッセイ，時間分解イムノアッセイ，蛍光酵素免疫測定法（FEIA）の3つがある．前2者は偏光励起光を照射することによりブラウン運動の蛍光偏光度を測定するものであり，後者はEIAで用いる基質の代わりに蛍光性の基質を用いるのを特徴としている．これらの方法はRIAやEIAに比べて感度が10～100倍高く自動化装置が開発されていることから，最近では頻用されている．

化学発光イムノアッセイ（CLIA）

本法は化学発光物質を用いる方法で，化学発光物質を抗原あるいは抗体に直接標識して測定する方法（CLIA）と，化学発光物質を酵素の基質として用いる化学発光酵素イムノアッセイ（CLEIA）の2つがある．化学発光物質には，ルミノール誘導体，ジオキセタン化合物，アクリジウムエステル，ルシゲン，アダマンタン系ジオキセタン化合物，インドール誘導体など，多数存在する．いずれの場合も触媒するものは異なるが，触媒する物質の作用によって発光することを利用した測定法で，感度も高く，自動化も進んでいることから，頻用されている．

電気化学発光イムノアッセイ（ECLIA）

本法も前述した化学発光を利用した方法であるが，電極間の電子の移動を利用して励起光を放たせることを利用している．

今後の免疫測定法

これまでの免疫学的検査は主に血清中に含まれる抗原あるいは抗体を対象としてきたが，各種病態を正確に診断するためには，血清を取り扱うだけでは不十分である．多くの研究者の努力によって免疫学は目まぐるしい発展を遂げた．その結果，ほとんどの疾病において，免疫担当細胞の関与していることが明らかとなった．各種免疫担当細胞の性状解析はまだまだ研究の域を出ないが，これからの免疫学的診断を

考えるうえで，免疫担当細胞を標的とした検査法の確立が望まれる．そのため，ここでは今後に期待する細胞レベルでの免疫学的測定法について簡単に述べる．

■ リンパ球の機能検査

リンパ球はT細胞，B細胞，NK細胞，NKT細胞から構成されており，免疫系のなかで中心的役割を演じている細胞集団である．生体内ではそれぞれの細胞が独自の役割を演じており，このうちの1つでも欠損していれば異常をきたす．実際，ある種の疾患では，いずれか1つの細胞の異常によって引き起こされていることも明らかになっている．そのため，これらリンパ球の数および機能を解析することは，各種病態を診断するうえできわめて重要である．リンパ球の数や異変などは血液学的手法によって日常的に検査されているが，一般的な細胞分類にとどまっているのが現状である．各細胞の数を知ることももちろん重要であるが，上述したごとく，生体内においては，それぞれの細胞は異なった役割を演じていることから，それぞれの細胞の機能を解析することは，複雑化する病態をいち早く診断するうえで不可欠である．特に，それぞれの細胞からは，サイトカインやケモカインといったさまざまな液性因子が産生されることから，こういった液性因子を免疫学的に測定し，早期診断に役立てるべきである．

■ 食細胞の機能検査

食細胞は，その名のごとく，異物が生体内に侵入した際に，貪食する作用を有する細胞集団であり，好中球やマクロファージなどがこのカテゴリーに属する．これらの細胞は，リンパ球が活動を開始するまでの初期防御にきわめて重要な役割を演じている．実際，これらの細胞が低下あるいは欠損した個体では易感染性であることから，これら細胞の機能を測定することは，診断のみならず治療を考えるうえで重要である．これらの細胞は異物を貪食，消化する働きがあることから，貪食能や殺菌能など，食細胞系の機能検査の確立も今後に期待される．

〔江本正志〕

III 免疫検査に必要な基礎技術

3 抗原・抗体の取り扱い方

免疫学的検査において測定する抗原・抗体のほとんどは血清中に存在するため，ここでは血清の取り扱い方を中心に述べる．

抗原・抗体の保存法

免疫学的検査に用いる血清は，微生物の混入によって血清が混濁するとともに，抗体活性が低下し，正確な検査結果が得られなくなる可能性があることから，できるかぎり無菌的に取り扱う必要がある．通常，採血後は冷蔵保存するが，寒冷凝集反応，クームス試験，Donath-Landsteiner反応を行う場合には，低温で保存してはならない．ただし，試薬として使用する抗体については，冷蔵保存が鉄則である．細胞培養に用いないかぎりは，腐敗を防ぐためにアジ化ナトリウムを添加しておくとよい．

抗原・抗体の精製法

通常，抗原と抗体は蛋白質であることから，両者を精製する場合には，蛋白質を精製する方法に従えばよい．蛋白質の精製にはさまざまな方法があるが，それぞれ回収率が異なることから，目的に応じた方法を選択する必要がある．また，高純度のものを得るためには，いくつかの方法を組み合わせる必要がある．塩析による濃縮，限外濾過法を用いた脱塩，分子量・荷電の違いを利用した液体クロマトグラフィ（ゲルクロマトグラフィ，イオン交換クロマトグラフィなど），アフィニティクロマトグラフィ，密度勾配遠心法，各種電気泳動法などを利用することにより，純度の高い目的物質を精製することができる．近年，分子生物学の技術が発達し，細菌・真菌・ウイルス・動物細胞に目的物質をコードする遺伝子を導入することにより，目的物質を大量に得ることができるようになったが，この場合も上述の方法を用いて目的とする抗原・抗体を精製しなければならない．いずれにせよ，これらの方法

については，さまざまな書籍が出版されているため，ここでは，簡易な精製方法の概略を記載するにとどめる．

■ 抗原・抗体の濃縮・脱塩法

塩析（硫安塩析法）

抗原・抗体を精製するためには，まず濃縮する必要がある．通常，蛋白質の水に対する溶解度は，低濃度の塩が共存することにより増加し，逆に塩濃度が高いと減少する（塩析）．一般に，蛋白質に対する塩析作用はリン酸塩や硫酸塩など，多価の陰イオンを含む塩で高いことから，溶解度が高く，蛋白質を変性させにくい硫酸アンモニウム（硫安）が用いられる（硫安沈殿）．本法は，蛋白質精製の初期段階で用いられることが多く，特に大量の試料の前処理に適しているが，蛋白質の濃度が極端に低い場合には，塩析できない（0.1 mg/ml以下の場合にはほとんど塩析されない）．

脱塩（透析法・限外濾過法・ゲル濾過法）

限外濾過膜を用いて，目的の蛋白質を濃縮する方法である．限外濾過膜には小さな穴が開いており，蛋白質のように大きな分子量を有するものは膜を通過できないが，塩などの小さい分子量のものは膜を通過できるという性質を利用した方法であり，透析法（セロファン透析チューブ），加圧攪拌法，強制循環式濃縮法（ホロファイバー），遠心法などがある．ゲル濾過法も分子量の大きさの違いを利用した方法で，大きな分子量を有するものは分子量の小さなものよりもゲルの通過速度が速いという性質を利用している．

クロマトグラフィ

・ゲル濾過法

蛋白質を分子量の大きさによって分離，精製する方法である．ゲル粒子は表面から内部に向かって狭くなる多孔質の素材でできているため，大きな分子はゲル粒子の内部まで分散，侵入することができないが，小さな分子はゲル粒子の内部にまで拡散できる．そのため，大きな分子はゲル粒子中に侵入できず，ゲルの外部を流れ去るため，小さな分子よりも先に溶出される．

・イオン交換クロマトグラフィ

陽イオン交換クロマトグラフィと陰イオン交換クロマトグラフィの2つがある．蛋白質が両性電解質であることを利用した分離法で，陽性あるいは陰性に荷電した樹脂に逆の電荷に荷電した蛋白質が吸着することを利用した方法である．中性塩（塩化ナトリウムなど）の濃度を徐々に上げると，あるイオン強度（塩濃度）で，目的の蛋白質はイオン化した塩のカウンターイオン（Na^+またはCl^-）の電荷に負け，各蛋白質

は樹脂から交換体への静電結合の弱い順番に（弱く結合→強く結合）溶出する．

・アフィニティクロマトグラフィ

互いに特異的な親和結合性をもつ生体物質のうち，どちらか一方（抗原を精製する場合には特異抗体，抗原に対する特異抗体を精製する場合には抗原）をゲルに結合させておき，特異的相互作用を利用してその対になる物質を吸着させる方法である．pH，塩濃度などを変化させることにより，目的の物質を溶出させることができる．抗原と抗体のほかに，酵素と基質，レクチンと糖質，ホルモンとホルモン受容体，プロテインA・GとIgGなどの親和性を利用して，それぞれの物質を分離，精製することができる（図Ⅲ-2）．

図Ⅲ-2　アフィニティクロマトグラフィ

ある特定の抗原に対する抗体をビーズに結合させたのち，カラムに充填し，抗原の含まれた溶液を添加する．抗原は抗体と特異的に結合する性質を有しているため抗体が結合したビーズに吸着されるが，その他の分子はビーズに結合しないためカラムの外に流出される．過剰量の緩衝液を添加することによってカラム内のビーズを洗浄すると，カラム内に残留した抗原以外の分子はすべて流出される．抗原が結合したカラム内のビーズに，酸性の緩衝液など抗原抗体反応を解離させるような緩衝液をカラムに添加すると，カラム内のビーズに結合していた抗原が溶出され，カラム外に流出される．抗原が溶出した溶液を中性の緩衝液に置き換えることによって，純度の高い抗原溶液を得ることができる．抗体の代わりに抗原をビーズに吸着させ同様な操作を行えば，抗原に対する特異抗体を得ることができる

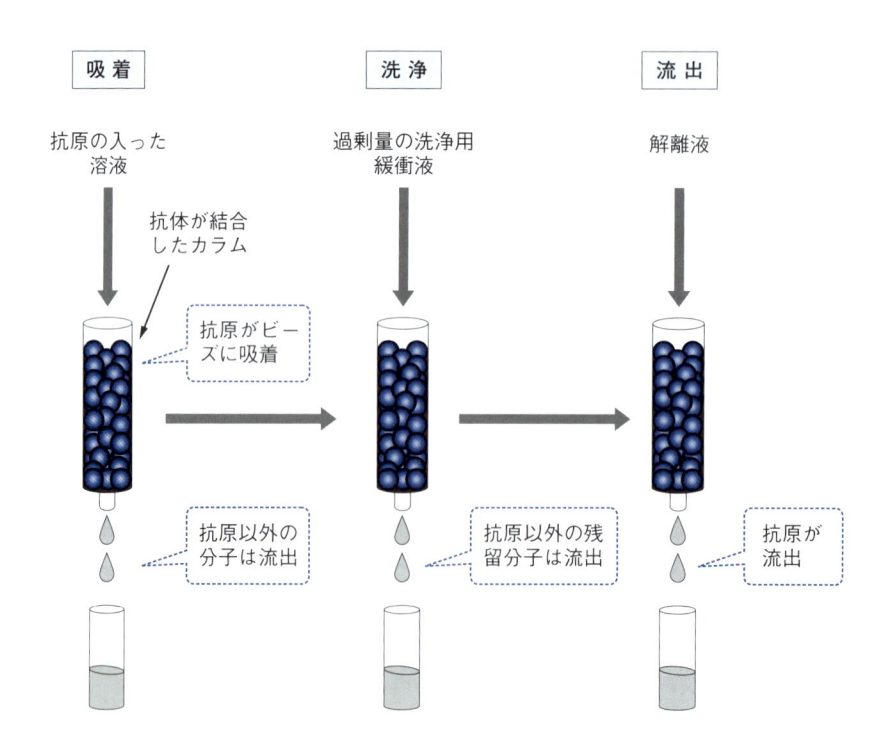

図Ⅲ-3　IgGの構造と酵素による切断

IgGをペプシンで処理すると2つのFab領域がヒンジ部でつながったF(ab')₂領域とpFC'フラグメントに分けることができる．他方，パパインで処理すると相同な2つのFabフラグメントと1つのFcフラグメントに分けることができる

図Ⅲ-4　抗原抗体反応の落とし穴

抗原や抗体は蛋白質であるため，お互いが非特異的に結合する可能性がある．そのため，アルブミンなど測定する物質（たとえば抗原など）と全く関係のない蛋白質で処理し，他の蛋白質（抗体など）が非特異的に結合できる場所を塞ぐことによって，非特異的結合を防ぐことができる．細胞上に発現されている抗原を調べる場合には，通常の場合とは異なった非特異的反応のみられることがある．通常，細胞を特異抗体と反応させると，細胞表面に発現された目的のエピトープに特異抗体のFab部分が結合するが，マクロファージなど細胞の表面にFc受容体を発現している細胞では，Fc部分がその受容体と結合し，非特異的な反応を引き起こす．このような非特異的反応を防ぐためには，通常の抗原の場合に施した方法に加えて，Fc部分に対する抗体で細胞を処理し，Fc部分をあらかじめ塞ぐことで，非特異的反応を回避することができる

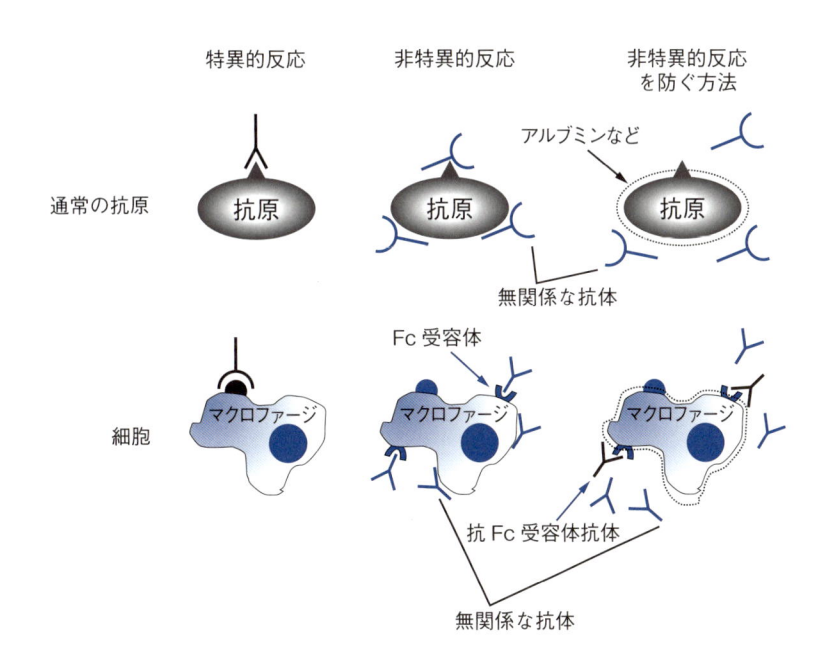

■ 抗体の切断

免疫グロブリンをパパインやペプシンで処理することにより，いくつかのフラグメントに切断することができる（図Ⅲ-3）．生体にはFc部分に対する受容体を発現している細胞が存在する．特異抗体を用いて細胞表面上の抗原を検出する際に，Fc部分に対する受容体を発現している細胞が存在していた場合，Fab部分に存在する抗原結合部位とは無関係に，抗体のFc部分がFc部分に対する受容体を介して本受容体を発現している細胞に結合するため，非特異的反応のみられることが多々ある（図Ⅲ-4）．そのため，抗体を酵素処理し，F(ab')$_2$にしたあと解析すれば，非特異的反応を防ぐことができる．

（江本正志）

III 免疫検査に必要な基礎技術

4 血清の扱い方

血清の分離

①原則として空腹時に採血し，注射針を外して静かに試験管へ移す．操作は無菌的に行うのが常識となっている．
②血餅が十分に収縮するまで静置する（室温または37℃孵卵器に1〜2時間）．
③ガラス棒で血餅を管壁からはがし，遠心する（3,000rpmで10分間）．
④血清を新しい試験管に移す．（血球が混入したときには再度遠心して取り除く．）

保存法

■ 防腐剤による保存

最終濃度0.1％のアジ化ナトリウム（NaN_3）を加えて冷蔵庫に保存するのが一般的な方法である．ただし，反応系に影響する場合には用いられない．

■ 低温保存

①冷蔵庫：無菌的に調製した血清は6カ月ほど安定に保存できる．
②凍結：−20℃あるいは−80℃の冷凍庫を使用する．−80℃では数年間安定に保存できるが，−20℃では蛋白質凝固の起こることがあるので注意が必要である．
③凍結乾燥：冷蔵庫に保存すると，数年間安定である．

■ 補体血清の保存

①冷蔵庫：グリーン液（酢酸ナトリウム12g，ホウ酸49g，蒸留水を加えて100mlとする）を等量加える．3〜4日ほど活性を維持できる．
②凍結：−80℃では少なくとも1年間は安定である．
③凍結乾燥：冷蔵庫に保存すると，1年間安定である．

（雪竹　潤）

III 免疫検査に必要な基礎技術

5 血清希釈法

マイクロタイタ法

■ ドロッパ（図Ⅲ-5）
①ゴムキャップをつけたドロッパで試料を吸い込む．
②先端部分の水分を濾紙でぬぐい去り，垂直に持って滴下していく．
③使用後，水や洗剤に浸す際，先端部分が最も大事なので，つぶしたりしないように気をつける．

図Ⅲ-5 ドロッパによる滴下

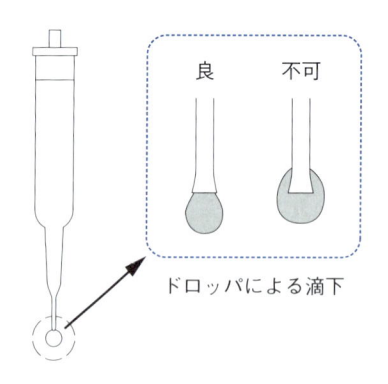

■ ダイリュータとマイクロプレート（図Ⅲ-6）
①ダイリュータで試料をとるときには先端だけを溶液に漬ける（図Ⅲ-6-a）．泡を入れないようにし，入った場合には洗い直して使う．
②マイクロプレート中でダイリュータを数回回転させ，溶液を混合する（図Ⅲ-6-b）．そのとき，力を入れすぎて底に押しつけないよう注意する．
③次の穴に移すときは壁につけないように注意する．
④ダイリュータは流水でよく洗い流し，蒸留水ですすいだら，濾紙で水分を除き，火炎で軽く乾燥させる．赤くなるまで熱してはいけない．
⑤マイクロプレートの洗浄は，水洗後，次亜塩素酸ナトリウム溶液に数分間浸し，再度水洗後，洗剤（RBS-25などの複合洗剤がよい）に浸しておく（数時間〜一晩）．

⑥流水で各穴が十分に洗えるように水洗し（専用のマイクロプレート洗浄器が便利である），蒸留水ですすいで乾燥（37℃以下の孵卵器や風乾で）後，保管する．洗剤の残留は検査結果に著しい影響を与える．

図Ⅲ-6　ダイリュータとマイクロプレート

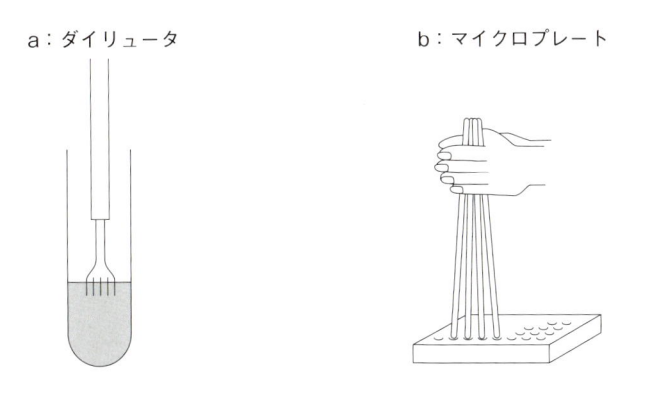

a：ダイリュータ　　　b：マイクロプレート

希釈法

基礎操作であり，ピペットの選択，使用法の原則を守る必要がある．希釈倍数の選択は検査法により多様である．

■ n 倍希釈
基本的な希釈法である．原液に（$n-1$）倍の希釈液を加える．

■ 階段希釈
表Ⅲ-1に2倍階段希釈法を示した．
4倍階段希釈は原液0.25 ml，希釈液0.75 mlから始める．
　＊2倍段階希釈では，1本のピペットで希釈を続けてもよい．
　＊希釈倍数比の大きい段階希釈は，毎回ピペットを交換する．

表Ⅲ-1　2倍段階希釈法

試験管No.	1	2	3	4	5	6	7	……
希釈倍数	2	4	8	16	32	64	128	……
希釈液	0.5	0.5	0.5	0.5	0.5	0.5	0.5	……
原液	0.5	0.5	0.5	0.5	0.5	0.5	0.5	……

（雪竹　潤）

III 免疫検査に必要な基礎技術

6 血球の扱い方

血球の保存

分離された血球はAlsever液，ACD液，CPD液を加えて冷蔵庫に保存する（**表III-2**）．

表III-2 血球保存液

	Alsever液	ACD液	CPD液
ブドウ糖	20.5g	22.0g	23.2g
塩化ナトリウム	4.2g	—	—
クエン酸ナトリウム	8.0g	22.52g	26.3g
クエン酸	0.55g	8.0g	3.2g
リン酸二水素ナトリウム	—	—	0.251g
蒸留水で全量	1,000mlとする	1,000mlとする	1,000mlとする
高圧滅菌	1気圧で15分間	1気圧で15分間	1気圧で15分間
血液との混合比	等容量	血液200mlに30ml	血液200mlに28ml

血球浮遊液の調製

■ 赤血球の準備

①抗凝固剤加血液より：採血時または採血直後に，ヘパリン，3.8％クエン酸ナトリウム，またはAlsever液を加える．
②脱脂綿を敷いたロートで濾過する（**図III-7**）．
③ガラス棒で血餅を静かに砕き，生理食塩液を注ぎ，脱脂綿を敷いたロートを用いて濾過する．

図III-7 赤血球の準備

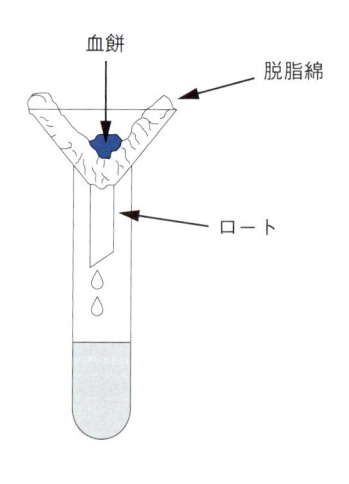

■ 赤血球の洗浄

① 2,500〜3,000rpmで5分間遠心する．
② 上清を水流ポンプまたは毛細管ピペットで取り除く．
③ 沈渣の5倍以上の生理食塩液を加えて混和する（パラフィルムで蓋をして混和するとよい）．
④ 2,500〜3,000rpmで5分間遠心し，上清を取り除く操作を3〜4回繰り返す．最終遠心の条件は一定にする（たとえば，2,500rpmで5分間）．
⑤ 上清を完全に取り除く．

■ 浮遊液の作製

2%赤血球浮遊液（生理食塩液）

〔赤血球沈渣2容＋生理食塩液98容〕で調製する．

0.25%赤血球浮遊液（生理食塩液）

〔赤血球沈渣1容＋生理食塩液100容〕で1%赤血球浮遊液を調製し，次に，〔1%赤血球浮遊液1容＋生理食塩液3容〕で0.25%浮遊液とする．

（雪竹 潤）

III 免疫検査に必要な基礎技術

7 不活性化（非働化）

検査法によっては，血清の不活性化を必要とする場合がある．目的は血清中の補体を失活させることで，補体成分のうちC1, C2, C5, C8, C9, B因子が，56℃で30分間，または60～63℃で3～5分間加温することで失活するといわれている．

＊不活生化した血清を翌日用いるときは，56℃，10分間加温して用いる．

（雪竹　潤）

III 免疫検査に必要な基礎技術

8 免疫学検査における検体の種類と保存法

　直接クームス試験，寒冷凝集反応，ドナート・ランドシュタイナー反応，クリオグロブリンなどの検出に用いる検体は，採血後ただちに血清分離しなければならない．また，血清分離前に冷蔵保存してはならない．補体価（CH50）の測定を目的として血清を分離したときは「III-4　血清の扱い方」に示す操作（p.25）で保存しなければならない．

（雪竹　潤）

III 免疫検査に必要な基礎技術

9 リンパ球分離法，リンパ球培養法

なぜ，リンパ球の分離・培養法の習得が必要か

これまで臨床検査で行われてきた免疫学的検査は，血液型やHLAのタイピングなど，一部の検査を除いて血清を用いてきた（そのため，血清学的検査と呼ぶほうがふさわしい）．医療水準の高度化に伴い，疾病構造も複雑になってきたことから，これまでのように血清を用いた検査だけでは，病態を正確に診断するには不十分である．現在のところ，白血球そのものの機能を測定する検査のほとんどは保険が適応されていないことから，まだ研究レベルの域を出ないことも事実である．しかし，これまでの研究により，白血球にはさまざまな働きがあり，それぞれの細胞，ならびにそれら細胞から産生される液性因子（サイトカインやケモカインなど）が各種病態と密接に関与していることが明らかになってきたことから，病態の原因解明のみならず，病態を正確に診断し治療に結びつけるためには，白血球そのものの性状（機能）を調べることが重要である．白血球は，リンパ球，樹状細胞，単球，マクロファージ，好中球をはじめとする顆粒球など，多種類の細胞から構成される細胞集団を指すが，ここでは，白血球のうち，免疫系において中心的役割を演じているリンパ球の機能測定を行うための前段階として必要な，リンパ球の分離・培養法について述べる．

リンパ球の分離

■ 密度勾配遠心法を用いて全血から単核球を分離する方法

末梢血からリンパ球を含む単核球を分離するためには，密度勾配遠心法を用いるのが一般的である．あらかじめ血球分離用比重液を入れておいたプラスチックチューブにヘパリン処理した血液を重層後，遠心することにより単核球を分離することができる（図III–8）．

図Ⅲ-8 密度勾配遠心法による単核球の分離

血球分離用比重液（フィコール，パーコールなど）の比重は単核球（リンパ球を含む）よりも重いため，比重液に血液を重層後，遠心すると，単核球は血球分離用比重液の上に残る．他方，赤血球を含むその他の細胞は血球分離用比重液の比重よりも重たいため下に沈む．血液と血球分離用比重液が混ざると細胞分離の効率が低下することから，液面を乱さないように重層することが必要である

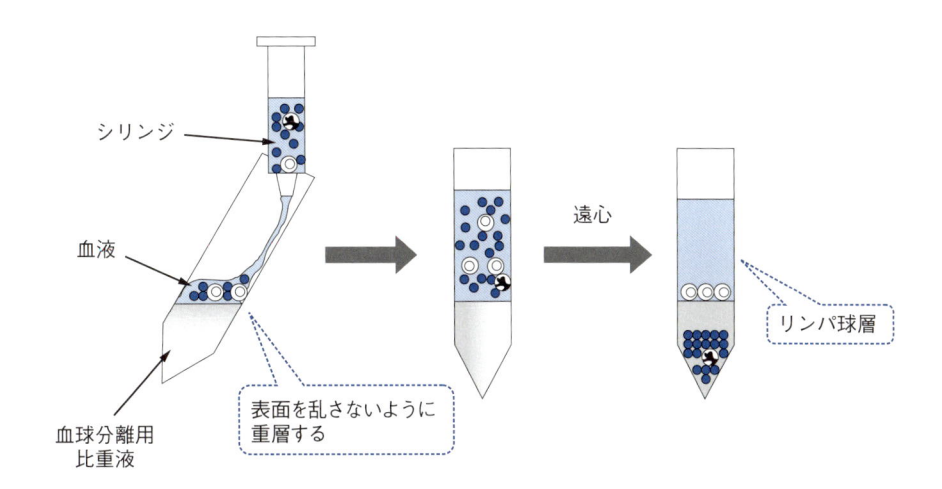

■ 単核球画分から単球を除去する方法

密度勾配遠心法により得られる単核球のほとんどはリンパ球であるが，一部単球が混入している．単球はリンパ球とは多くの点において性状を異にしていることから，純度の高いリンパ球を得るためには単球を除く必要がある．単核球画分から単球を除く方法にはいくつかあるが，最も一般的に用いられている方法は，プラスチック付着性の差異を利用したものである（**図Ⅲ-9**）．

図Ⅲ-9 プラスチック付着性細胞（単球系細胞など）の除去

白血球は，プラスチック付着性によって付着性細胞と非付着性細胞の2つに分けることができる．単核球混合液をプラスチックシャーレで培養すると，単球やマクロファージなどはシャーレの底面に付着するが，リンパ球などは付着しないことから，単核球混合液中に混入した単球系の細胞を除去することができる

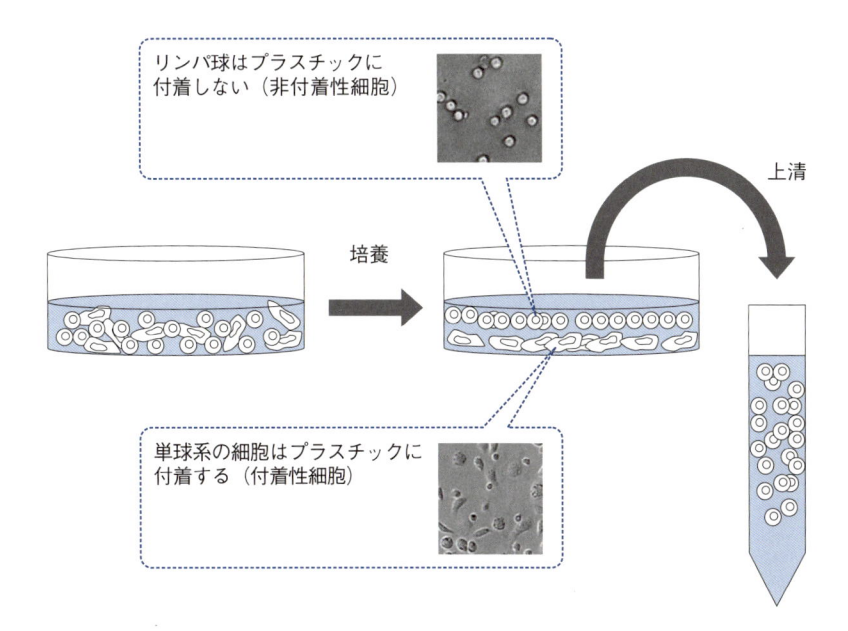

■ リンパ球集団のなかから特定のリンパ球を分離する方法

リンパ球は均一の細胞集団ではなく，多種類の細胞から構成されている（たとえばT細胞やB細胞など）．そのため，特定のリンパ球の機能などを調べる場合には，それぞれの細胞を単離する必要がある．細胞の単離方法には種々あるが，ここでは簡単に特定の細胞を単離するための方法を3つ紹介することにする．

パンニング法

あらかじめ特異抗体（特定のリンパ球の細胞表面上に発現された分子に対する抗体）をコートしておいた培養フラスコあるいは培養シャーレにリンパ球混合液を加えることによって，特定のリンパ球を分離，除去することができる（**図Ⅲ-10**）．本法には，目的とするリンパ球の細胞表面上に発現されている分子に対する特異抗体をコートしておき，抗体に結合した細胞を回収する方法（ポジティブソート）と，目的とするリンパ球の細胞表面上に発現されていない分子に対する抗体をコートしておき，抗体に結合しない細胞を回収する方法（ネガティブソート）の2つがある．培養フラスコあるいは培養シャーレの底面（抗体）に結合した細胞は物理的手法（セルスクレイパーなど）あるいは酵素などを用いて回収することができる．

図Ⅲ-10 パンニングによる特定のリンパ球の分離

アルカリ性下では，抗体はプラスチック製の培養フラスコや培養シャーレに結合する性質を有している．そのため，アルカリ性緩衝液に希釈した抗体を培養フラスコや培養シャーレに入れ，4℃で一晩放置しておくと，抗体が底面に付着する．付着しなかった抗体を洗い流したあと，リンパ球浮遊液を加え37℃で30分培養すると，抗体に特異的に反応する分子を発現した細胞だけが抗体（底面）に付着する．付着した細胞と付着しなかった細胞を分取することにより，目的の細胞を単離することができる

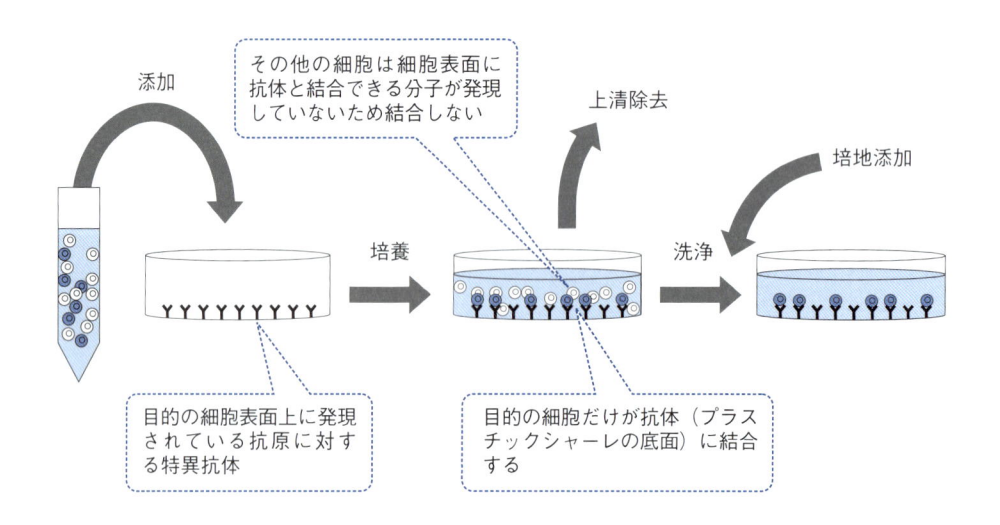

免疫磁気分離法

鉄を特異抗体（特定のリンパ球の細胞表面上に発現された分子に対する抗体）に結合したビーズ（マグネチックビーズと呼ぶ）とリンパ球混合液を混合することによって，特定のリンパ球を分離することができる（図Ⅲ-11）．本法は簡便であることから，特定の細胞を回収あるいは除去するために頻用されている．この場合も，パンニング法と同様，ポジティブソートとネガティブソートの２つがあり，目的に応じてどちらかの方法を選択する．

図Ⅲ-11　マグネチックビーズによる細胞の分離

マグネチックビーズに特異抗体を結合させたものを細胞浮遊液と反応させると，細胞表面に特異抗体と反応する分子が発現している細胞にマグネチックビーズが結合する．反応後，磁石を近づけるとマグネチックビーズと結合した細胞は磁石に引き寄せられるため，細胞浮遊液を除去すれば，目的の細胞を高純度に回収することができる

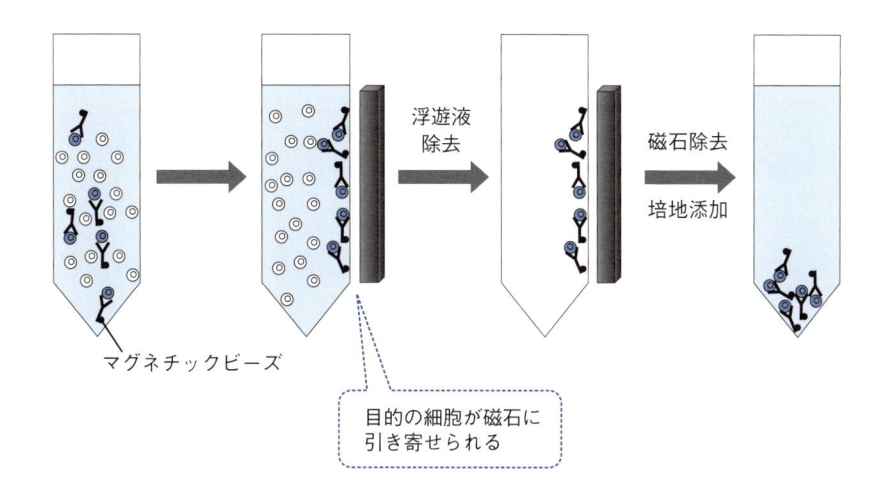

フローサイトメトリ

フローサイトメータを用いて，蛍光色素をラベルした特異抗体（特定のリンパ球の細胞表面上に発現された分子に対する抗体）を反応させたリンパ球混合液から特定のリンパ球を分離することができる．

リンパ球の培養

■ 培養前に行うべきこと

リンパ球を培養するためには，調製した細胞が生存していなければならない．そのため，リンパ球の培養を始める前に生細胞数（率）を算定しておく必要がある．リンパ球混合液にトリパンブルーを加えることにより，生細胞と死細胞を算定することができる（図Ⅲ-12）．

図Ⅲ-12 生細胞数の測定

死細胞はトリパンブルーを取り込むため青く染色されるが，生細胞は本色素を取り込まないため，顕微鏡下では光沢のある細胞として観察される．光沢のある細胞だけを数えることにより生細胞数を，また（生細胞数／総細胞数）×100により細胞の生存率を算定することができる．なお，生細胞の比率が低いときには，試薬や調製方法に問題があると考えるべきである

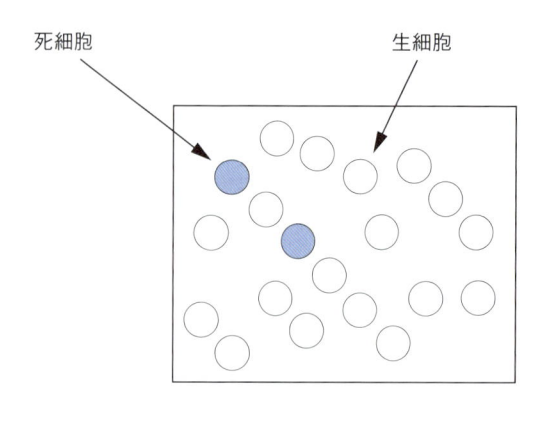

生細胞数＝18
死細胞数＝2

$$生存率 = \frac{18}{18+2} \times 100 = 90\%$$

■ リンパ球培養用培地

リンパ球の培養は通常，10％ウシ胎児血清（FCS）含有RPMI 1640培地を用いて行う．本培地中にはリンパ球の培養に必要な成分が入っているため，リンパ球を*in vitro*で培養するのに適している．ただし，生体内と生体外ではあまりにも環境が異なること，リンパ球の生存維持には未知の物質が多数必要であることから，栄養分のたくさん入った培地中でもすぐに死滅してしまうということを念頭において操作しなければならない．

■ 細胞培養用プレート

細胞を培養するためには培養フラスコあるいは培養シャーレが必要である．培養フラスコや培養シャーレにはさまざまなものがあるため，それぞれの目的に応じて使用するものを選択する必要がある．

■ リンパ球の培養条件

リンパ球の培養は生体内の環境と同じ条件下で行う必要があることから，通常，5% CO_2存在下，37℃（CO_2インキュベータ中）で行う．

リンパ球の機能測定

リンパ球の機能を調べるためにはさまざまな方法があるが，ここでは最も一般的に用いられている増殖試験について述べる．

III 免疫検査に必要な基礎技術

■ 放射性同位元素を用いる方法

リンパ球を刺激物質（マイトジェンや抗原受容体に対する抗体など）の存在下で培養すると，DNA合成が開始され，48時間目以降から細胞分裂が始まる．この時期に放射性同位元素であるトリチウム（^3H）でラベルしたチミジン（T）を添加すると，DNAの複製の際に^3Hでラベルされたチミジンが細胞に取り込まれる．増殖が活発に行われているリンパ球は^3Hをより多く取り込むため，細胞内に取り込まれた放射活性を測定することにより細胞の増殖の程度を知ることができる（図III-13）．

図III-13 細胞増殖試験

リンパ球を各種刺激剤とともに培養すると，DNA合成が開始されるが，ここに^3Hをラベルしたチミジンを入れると，DNA合成のため，細胞内に取り込まれる．細胞の増殖がよいほど^3Hの取り込まれる効率が高いことから，細胞に取り込まれた^3Hの放射活性を測定することにより，細胞の増殖の程度を知ることができる．なお，培養後はガラス繊維に細胞を含んだ培養液を吸着させたあと，細胞を破壊し，あらかじめ液体シンチレーション用の溶液を入れたバイアルにガラス繊維を入れ，液体シンチレーションカウンタで放射活性を測定する

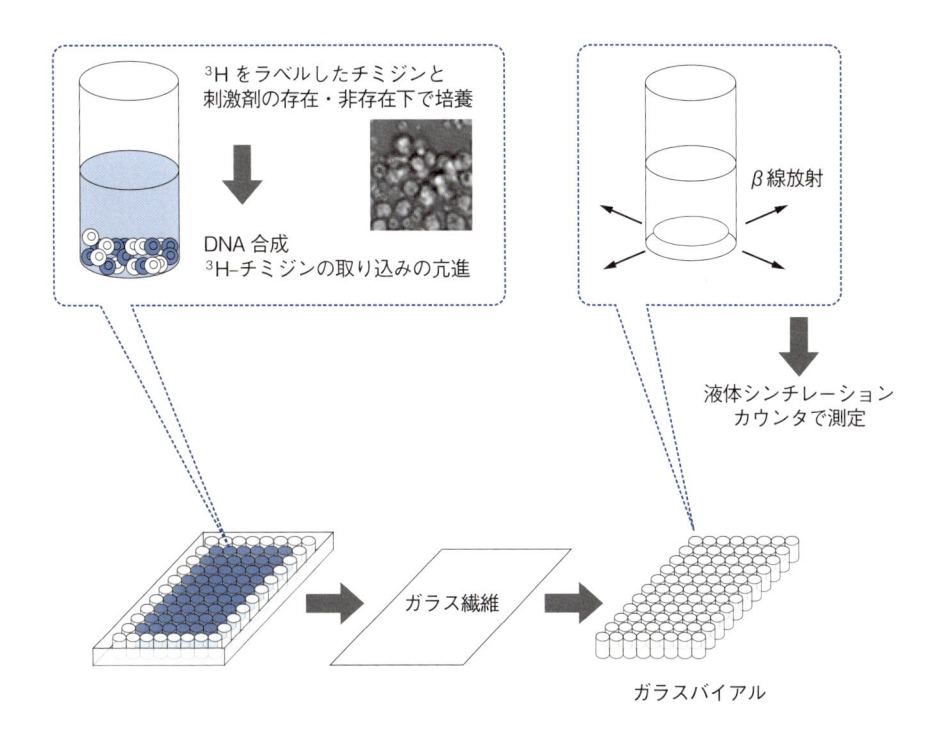

■ 放射性同位元素を用いない方法

生細胞内ではテトラゾリウム塩がホルマザンへ変換され，水溶性ホルマザンが培養液中に放出されるため，その放出量を比色定量することにより細胞の増殖の程度を知ることができる．この原理を利用した方法には各種変法があるが，いずれも放射性同位元素を使用しないことから，取り扱いや廃棄物処理の面でも安心して行えるという利点がある．

リンパ球の分離・培養操作上の注意点

リンパ球の分離・培養を行うに際して最も重要なことは，無菌的に操作するということである．われわれの周りには微生物がいたるところに存在していることから，全工程をクリーンベンチなど無菌状態が保たれた中で行わなければならない．手指にも多数の微生物が付着していることから，操作を行う前に手指を十分に消毒しておく必要もある．特に，遠心管の口やフタの内側，ピペットの先端などは汚染されやすいため，どこにも触れないように細心の注意を払って操作を行わなければならない．リンパ球は生体外に取り出すとすぐに死滅することから，素早い操作が必要である．なお，プレートの内側と外側の穴の条件が大きく異なるため，培養プレートの最も外側の穴でリンパ球を培養してはならない．血清中の抗原や抗体価を測定する場合とは異なり，リンパ球の数や機能を測定する場合には，リンパ球の凝集を防ぐため，ヘパリンなどの抗凝固剤を用いなければならない．常温に保存しておくと白血球の多くはアポトーシスを起こすことから，分離の際はなるべく低温環境下で行うのが鉄則である．

〔江本正志〕

III 免疫検査に必要な基礎技術

10 免疫検査における非特異反応について

■ はじめに

イムノアッセイは測定対象とする物質の血中濃度がきわめて微量であるケースが多く，高感度で測定することが要求されるため使用する検体量も多く，生化学項目に比べて，血清の影響を受けやすいという側面をもっている．このことが，生化学項目に比較してイムノアッセイにおいて非特異反応が多い原因の一つになっている．

高感度で広い測定範囲をもち，かつ短時間で測定結果が出る測定系を追求する過程で，モノクローナル抗体作製の技術の確立もあいまって，イムノアッセイはより多量の抗体を使用するサンドイッチ法を主に用いるようになった．

さらに，B/F分離の簡便さからもっぱら固相法を使用するようになり，標識物質も放射性同位元素から酵素，蛍光物質，化学発光物質へと変遷してきた．

この変遷は使いやすい性能のよいイムノアッセイの実現という意味では大きな進歩をもたらしたが，一方で固相の表面積の増大をもたらし，抗体を多量に使う結果，非特異反応の要因を増やしているという危険性を併せもっている．

■ 非特異反応とは

非特異反応とは，検体中のなんらかの物質が標識抗体（あるいは標識抗原）を非特異的に測定系の何かに結合させる（または阻害する）ことをいい，結果として誤った測定値を導き出す．

サンドイッチ法による抗原測定を例に考えると，固相化抗体と標識抗体が非特異物質により抗原を介さずに結合し偽高値を示すことがある．また，非特異物質により抗原と標識抗体の結合が阻害され偽低値を示すことがある．標識抗体（抗原）は非特異物質により固相化抗体に限らず，固相表面や反応セルなどにも結合することがあるので注意する必要がある．

図Ⅲ-14 非特異反応（サンドイッチ法の場合）

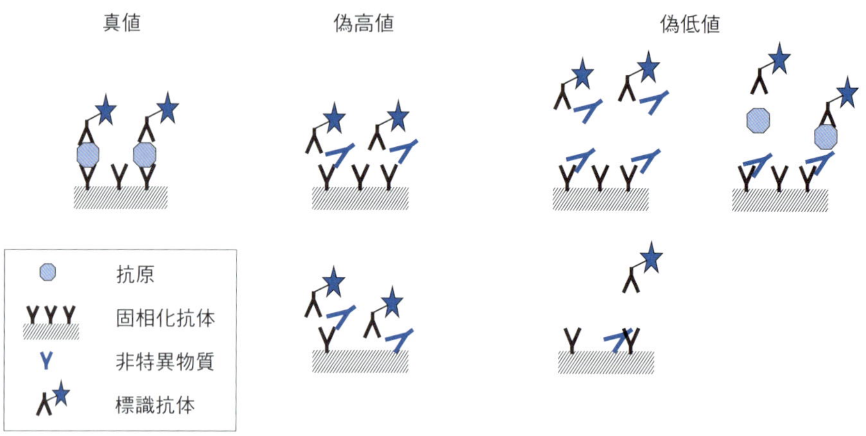

真値　　　偽高値　　　偽低値

- 抗原
- 固相化抗体
- 非特異物質
- 標識抗体

*異好（性）抗体（heterophile/heterophilic antibody）：細菌やウイルス感染（またはワクチン接種）などにより誘発される抗体で，感染した細菌やウイルスに直接関連をもたない異種動物間の共通抗原に対する抗体．臨床的には伝染性単核球増加症の診断に用いるポール・バンネル（Paul-Bunnell）反応で認められるヒツジ赤血球と反応するヒト抗体を意味する．

*HAMA（human anti-mouse antibody）：モノクローナル抗体の作製技術が確立され，ほとんどのイムノアッセイにマウスモノクローナル抗体が使われるようになった．これらのイムノアッセイでの非特異反応はマウス血清や他のマウス抗体で吸収されることから，この非特異反応を引き起こすヒト抗体をHAMAと呼ぶようになり，この非特異反応を防ぐためにキットの構成成分にマウス蛋白のようなHAMAブロッカーを加えるようになった．

■ 何が非特異反応を引き起こすのか

非特異反応に関与する物質として，血中フィブリンなどの有形成分やクリオグロブリン，M蛋白といった異常蛋白，高濃度の脂質というような検体の状態に起因しているものや，異好抗体*を代表とするさまざまな抗体による非特異反応が知られている．非特異反応の原因として知られているHAMA*（human anti-mouse antibody）もマウス成分の関与が想定されない場合は，異好抗体と考えたほうが理解しやすい．

異好抗体のほかには，自己成分に対する自己抗体，イムノアッセイに使われている標識物質である酵素に対する抗体やアッセイ系の保護蛋白に対する抗体などが非特異反応の原因物質として報告されている．

■ どのような場合に非特異反応が認められているのか

検体の状態が悪い場合や，細菌・ウイルス感染やワクチン接種，臓器移植，妊娠，腎疾患，自己免疫疾患などで，非特異反応の報告がある．検体の状態に関していえば，フィブリンや脂質異常症のように目視により確認できるものもあるが，凝固促進剤入り採血管を使用した場合，検体によっては凝固不足によりフィブリンがあとから析出してくることがあるので注意が必要である．

異好抗体は一般人の約10％に認められる．ウイルスや細菌感染などによって生じるため，手術時の細菌感染やインフルエンザ予防のためのワクチン接種などにより生じた異好抗体により非特異反応が引き起こされる可能性がある．

■ どのように非特異反応を確認するか

非特異反応の確認法としては，他のイムノアッセイ法による測定のほか，希釈直線性試験やポリエチレングリコール処理前後の測定値の比較，あるいは動物血清や抗ヒトイムノグロブリン抗体などを用いた中

和（吸収）試験などがある．簡便に非特異反応が予測できるという意味で希釈直線性試験が有用である．

希釈直線性試験

検体を指定の希釈液を用いて倍々希釈し，希釈直線性から，直線性が認められないときは非特異反応を疑う．

一般的に非特異物質は結合能が低い場合が多いので，検体を希釈していくと抗体などへ結合ができなくなり，希釈直線性が不良となる．原倍測定値がわからないとその後の希釈で希釈直線性が保たれているか否かが判定できないため，原倍の測定値が測定範囲に入っていないと結果の解釈ができない場合が多い．また，CA19-9のように複数の物質を測定している項目の場合，非特異反応でなくとも希釈直線性が不良の場合もあるので，結果の解釈に注意が必要である．

図Ⅲ-15 希釈直線性試験

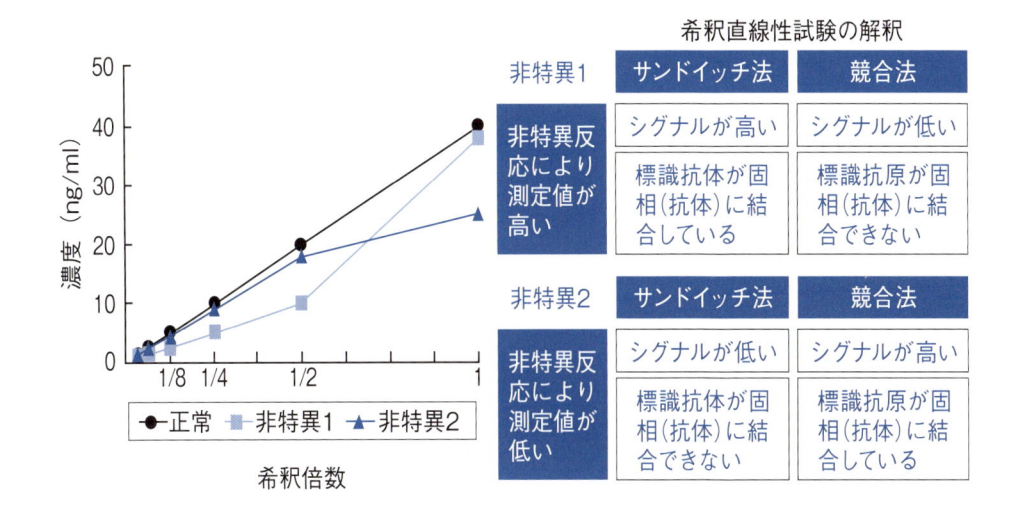

	サンドイッチ法	競合法
非特異1 非特異反応により測定値が高い	シグナルが高い 標識抗体が固相(抗体)に結合している	シグナルが低い 標識抗原が固相(抗体)に結合できない
非特異2 非特異反応により測定値が低い	シグナルが低い 標識抗体が固相(抗体)に結合できない	シグナルが高い 標識抗原が固相(抗体)に結合している

希釈直線性試験の解釈

■ **まとめ**

イムノアッセイの非特異反応については数多くの報告がなされており，非特異物質の影響を防ぐためのさまざまな工夫が行われているが，残念ながらいまだ完全にその影響を除外することはできていない．

イムノアッセイの結果の解釈の際は，非特異反応の可能性を常に念頭においておく必要があると考える．

（青木和雄）

IV

免疫検査の精度管理

IV 免疫検査の精度管理

1 精度管理法

近年,WHOの"Quality assurance related to health laboratory technology"に関する会議において,臨床検査に関する精度管理の方法論が議論され,その結果,新たな精度管理の概念が提唱された[1]．すなわち,従来の精度管理が種々の精度管理手法を用いて検査法の誤差管理を中心に行ってきたことを改め,分析にかかわる全工程を管理することが重要であるという理念に基づき,検査室内の分析法の管理を**内部精度管理**（internal quality control；IQC），検査室間の分析誤差を集計解析し管理するものを**外部精度評価**（external quality assessment；EQA）とし,そして分析過程の前後の管理を含めた総合的な概念を**精度保証**（quality assurance；QA）として,従来の考え方である**総合的精度管理**（total quality control；TQC）に対応させた．さらに,検査室の運営にかかわる実際上の要因管理を含めて**精度マネジメント**（quality management；QM）として集約させた（**図IV-1**）．現在では,この概念が国際的に常識とされているため,わが国においてもこの概念が浸透し,定着していくものと考える．

図IV-1 精度マネジメント体系

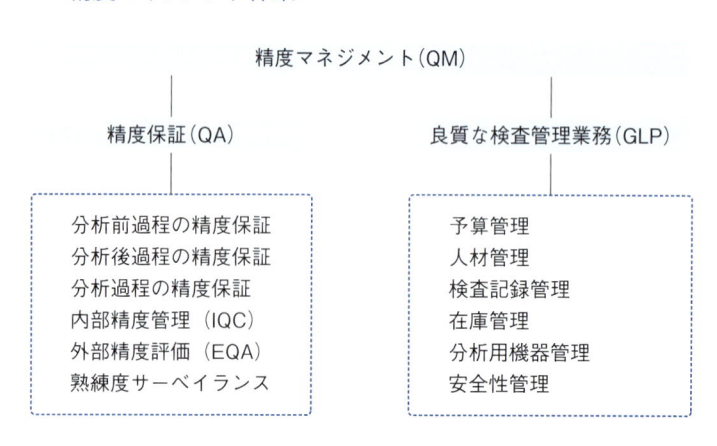

```
                    精度マネジメント(QM)
                     |              |
              精度保証(QA)      良質な検査管理業務(GLP)
              |                     |
     分析前過程の精度保証         予算管理
     分析後過程の精度保証         人材管理
     分析過程の精度保証           検査記録管理
     内部精度管理（IQC）          在庫管理
     外部精度評価（EQA）          分析用機器管理
     熟練度サーベイランス         安全性管理
```

免疫検査の特性

免疫検査には**表IV-1**のごとく種々の特性が存在するため,これらを考慮して日常の精度管理を実施していく必要がある．以下,免疫検査の広義の精度管理法（内部精度管理,外部精度評価）について述べる．

表Ⅳ-1　免疫検査における特性

① 測定法は抗原抗体反応を基本原理としている
② 測定法が多種多彩である
③ 測定値の種類が多種多様である
④ 抗原過剰および抗体過剰現象が存在する
⑤ 測定濃度範囲と測定可能範囲が広い
⑥ 日間誤差が存在する
⑦ 異常現象（非特異反応，異常反応）が存在する
⑧ 免疫化学分析法の検量線は非線形が多い

■ 多種多彩な測定値の種類

一般的な測定値の統計学的分類を**表Ⅳ-2**に示した．通常，測定によって数値化された個体の特性を変数と呼び，測定値の性質によって定量変数（quantitative variable）と定性変数（qualitative variable）に大別される．定量変数は連続変数とも呼び，対象を量的な立場でとらえた変数であり，その測定値は連続する実数で表現され，測定尺度として間隔尺度（interval scale）と比率尺度（ratio scale）がある．一方，定性変数とは離散変数（discrete variable）とも呼ばれ，対象を質的な立場でとらえた変数のことであり，その測定値は離散的な数値（整数）で表現され，測定尺度として順位尺度（ordinal scale）と名義尺度（nomimal scale）がある．

免疫検査の測定値をそれぞれの尺度に対応させてみると，各種自動分析機器を使用した免疫化学的分析法による測定値は，計量変数としての比率尺度に属し，マイクロプレートを使用する 2^n 希釈系列法の測定値は，量的変数としての比率尺度に属する．一方，スライドを使用したラテックス凝集法の測定値は，質的・離散変数としての順位尺度に属することになる．したがって，測定値の種類を考慮して精度管理手法を選択する必要がある．

表Ⅳ-2　一般的な測定値の統計学的分類

＜定量変数（量的変数，計量変数）＞
　比率尺度：身長，体重，体力，運動能力
　間隔尺度：気温，偏差値
＜定性変数（質的変数，離散変数）＞
　順位尺度：徒競争の着順，主観的間隔尺度
　名義尺度：電話番号，学生番号，性別

■ 抗原過剰・抗体過剰現象の存在

前述のように，抗原抗体反応を原理としているため，宿命的な抗原過剰あるいは抗体過剰現象が認められる．したがって，この現象を検知できることが重要である．特に自動分析機器を使用する免疫化学的分析法においては必須であり，現在の各種自動分析機器にはこれらを検出するためのアルゴリズムが内蔵されている．

■ 広い測定濃度範囲と測定可能範囲

免疫検査の項目は血漿蛋白個別成分，腫瘍マーカー，ホルモン，自己抗体など多種多彩であり，しかも測定濃度範囲がmgオーダーからpgオーダーまでと非常に広い．そのため測定法を項目に応じて選択することになる．また，CRPのように測定可能範囲が広い項目も存在する．したがって，内部精度管理を実施するうえで，濃度域を考慮して複数の試料で管理する必要がある．

■ 日間誤差の存在

免疫検査では日内誤差のほかに顕著な日間誤差が存在する．原因としては，生物学的製剤を原料としていることから，ロット間差が一つの要因とされている．したがって，内部精度管理を実施していくうえで日間誤差を検出できる手法を選択する必要がある．

■ 異常現象（非特異反応，異常反応）の存在

前述のように，免疫検査では抗原抗体反応を原理として目的物質を特異的に検出することになっているが，時として患者試料中に抗原あるいは抗体と類似した成分（交差反応性成分）が存在し，異常現象（非特異反応，異常反応）が観察されることがある．したがって，検査過誤の要因になる可能性があることから，十分に留意する必要がある．

■ 検量線の処理方法（表IV-3）

免疫化学的分析法の検量線は抗原抗体反応の特性から非線形（曲線）の場合が多い．その処理方法としては，直角双曲線，整次多項式，logit-log変換，logistic曲線などの曲線回帰モデルや区分多項式，スプライン関数平滑化法などが用いられる．これらの計算処理以外にも，標準試料の濃度と種類，測定回数，校正間隔などが測定値に影響を及ぼす変動要因となる．最近は試薬の安定性が向上し，検量線をそのつど設定しなくてもよい測定系が多くなってきているが，校正間隔は日内誤差と日間誤差の大きさに関与するため，測定法の基本特性を十分把握したうえで，最適な校正処理を実施することが肝要である．また，時には検量線の妥当性についても再検討することも必要と考える．

表IV-3　検量線の処理方法

＜関数モデルを主体とした方法＞
① 直角双曲線
② 整次多項式
③ logit-log変換（1次式，多次式）
④ logstic曲線（3,4,5係数など）

＜測定点主体の方法＞
① 区分多項式
② スプライン関数平滑化法
③ 測定点補完

内部精度管理（internal quality control；IQC）

内部精度管理は，検査室で使用する分析法の分析状態を管理するもので，その手法としては管理試料を用いる方法，患者データを用いる方法，個別データを管理する方法に大別される（**表IV-4**）．そのなかで，日常検査で最も多く利用されている手法は管理試料を用いる方法である．なかでも，免疫化学的分析法による免疫検査に関しては，前述したように分析誤差として日内誤差とは別に有意な日間誤差があるという特性があるため，日常の内部精度管理には$\bar{x}$-Rs-R管理図法が有用である．この管理図法は細萱らが提唱したもので，$\bar{x}$-Rs管理図と$\bar{x}$-R管理図を複合させた画期的な管理図法である[2]．一方，マイクロプレートを使用する2^n希釈系列法に関しても，最終希釈倍数の測定値（指数値）を対数変換することにより，その値が整数となり免疫化学的分析法の測定値と同様に扱うことが可能となる[3]．

表IV-4　免疫化学的分析法による内部精度管理法

＜管理試料を用いる方法＞
① $\bar{x}$-R管理図法：日間誤差がない測定法の管理
② $\bar{x}$-Rs管理図法：群分けできない測定法の管理
③ $\bar{x}$-Rs-R管理図法：日間誤差がある測定法の管理
④ 異積和管理図法：小さな系統誤差の検出
⑤ ツインプロット法：2種類の試料測定値の同時表現
⑥ Z-V管理図法：比例系統誤差の検出

＜患者データを用いる方法＞
① 基準値平均法：管理試料には表れない誤差の検出
② RERとPP：測定範囲領域全般の管理

＜個別データの管理：検査室過誤の管理＞
① 測定値の範囲チェック
② 項目間の相関性のチェック
③ 前回値との比較（デルタ）チェック

■ $\bar{x}$-Rs-R管理図法の実施法

管理試料はマトリックス効果を考慮するとプール血清が理想であり，また各濃度により分析誤差が異なるため，目的成分の基準範囲付近の濃度，高濃度，低濃度の3濃度で管理することが望ましい．実施方法としては，分析法が安定な状態にあるとき，値の一定した管理試料を毎日 n 本患者検体の間にランダムに投入して同様に測定し，m 日間継続する．これに対して毎日の平均値 $\bar{x}$ と範囲（range；R）および日々の平均値の範囲である移動範囲（removing range；Rs）を計算し，次にそれぞれの平均（$\bar{\bar{x}}$, $\overline{R\mathrm{s}}$, $\bar{R}$）を求める．このとき，3シグマ法の管理限界は次のように設定される．

$\bar{x}$管理図：UCL＝$\bar{\bar{x}}$＋2.66 $\overline{R\mathrm{s}}$, LCL＝$\bar{\bar{x}}$－2.66 $\overline{R\mathrm{s}}$

Rs管理図：UCL＝3.27 $\overline{R\mathrm{s}}$

R管理図：UCL＝$D_4\bar{R}$

以上の結果を用いて管理図を作成する．ここでは，化学発光酵素免疫測定法（chemiluminescent enzyme immunoassay；CLEIA）によるAFP測定に関する実例を**図Ⅳ-2**，**表Ⅳ-5**に，またマイクロプレートを使用した2^n希釈系列法（ゼラチン粒子凝集法）によるHBs抗原検査に関する実例を**表Ⅳ-6**，**図Ⅳ-3**に示した．

図Ⅳ-2 CLEIAによるAFP測定に関する$\bar{x}$-Rs-R管理図

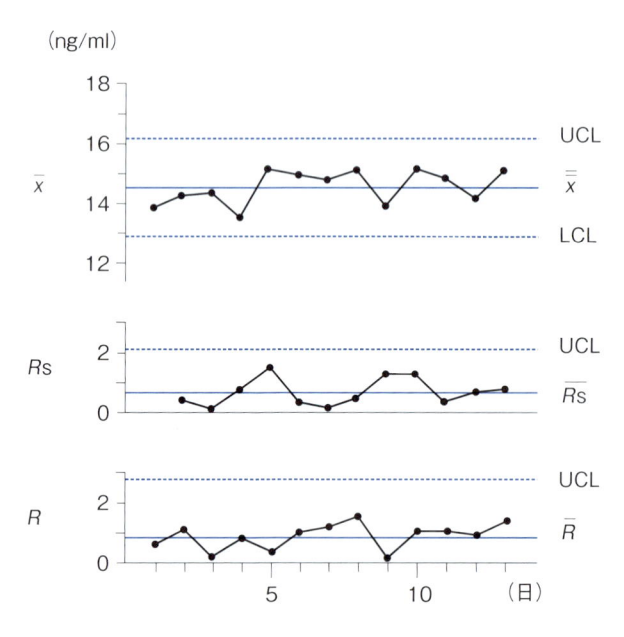

表Ⅳ-5 CLEIAによるAFP測定に関する予備データ

日	測定値(ng/ml)		$\bar{x}$	Rs	R
1	13.5	14.1	13.8		0.6
2	14.7	13.6	14.15	0.35	1.1
3	14.2	14.4	14.3	0.15	0.2
4	13.2	14.0	13.6	0.7	0.8
5	15.2	14.9	15.05	1.45	0.3
6	14.3	15.3	14.8	0.25	1.0
7	15.2	14.1	14.65	0.15	1.1
8	14.3	15.8	15.05	0.4	1.5
9	13.8	13.9	13.85	1.2	0.1
10	14.6	15.6	15.1	1.25	1.0
11	15.3	14.3	14.8	0.3	1.0
12	14.6	13.7	14.15	0.65	0.9
13	15.6	14.2	14.9	0.75	1.4
計			188.2	7.6	11
mean			14.48	0.63	0.85

$\bar{x}$=14.48, $\bar{R}$s=0.63, $\bar{R}$=0.85
$\bar{x}$ Control Chart：UCL=$\bar{x}$+2.66$\bar{R}$s=16.16
　　　　　　　　　LCL=$\bar{x}$−2.66$\bar{R}$s=12.80
Rs Control Chart：UCL=3.27$\bar{R}$s=2.06
R Control Chart：UCL=3.27$\bar{R}$=2.78

表Ⅳ-6 ゼラチン粒子凝集法によるHBs抗原に関する予備データ

日	測定値		変換値		$\bar{x}$	Rs	R
1	2^4	2^4	4	4	4.0		0.0
2	2^4	2^4	4	4	4.0	0.0	0.0
3	2^4	2^3	4	3	3.5	0.5	1.0
4	2^3	2^4	3	4	3.5	0.0	1.0
5	2^4	2^4	4	4	4.0	0.5	0.0
6	2^3	2^4	3	4	3.5	0.5	1.0
7	2^4	2^4	4	4	4.0	0.5	0.0
8	2^4	2^3	4	3	3.5	0.5	1.0
9	2^4	2^4	4	4	4.0	0.5	0.0
10	2^4	2^4	4	4	4.0	0.0	0.0
mean					3.80	0.33	0.40
SD					0.26		
CV%					6.84		
LCL					2.92		
UCL					4.68	1.07	1.31

図Ⅳ-3 ゼラチン粒子凝集法によるHBs抗原に関する$\bar{x}$-Rs-R管理図

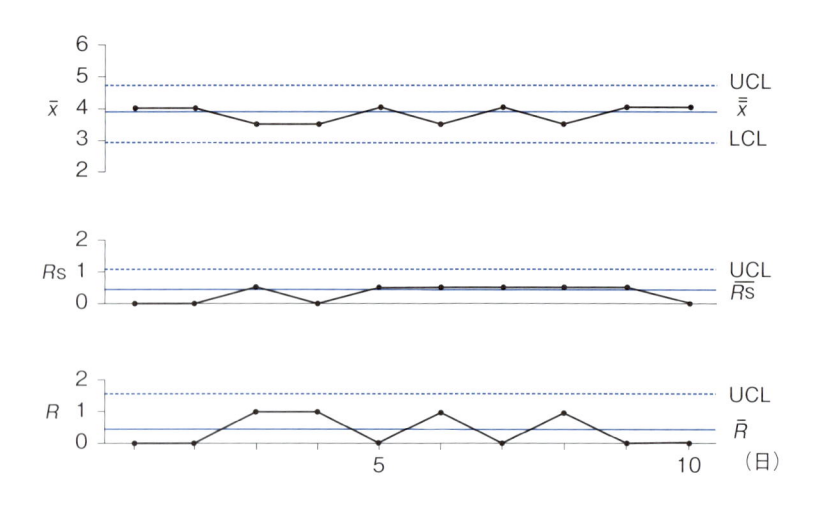

■ $\bar{x}$-Rs-R管理図法に関する解釈

管理図に記入した点が全部管理限界内にあれば，その分析法は安定状態にあると判断できる．しかし，管理限界外にその点があれば異常とみなし，分析状態になんらかの変化が起こったと考える．そして，各点の変動がシフト現象（総平均の＋側あるいは－側に偏り，連続して6〜7点がある場合），トレンド現象（連続して上昇あるいは下降する点が7点以上ある場合），周期性（一定の周期で変動）などが観察される．各管理図の役割としては，$\bar{x}$管理図は偏りの変化を，Rs管理図は日間のバラツキを，R管理図は日内のバラツキを管理する．後述する異常要因を参考に，その原因を追求し，改善策を講ずる．

外部精度評価 (external quality assessment；EQA)

外部精度評価はコントロールサーベイによって実施されるもので，同一の試料を各検査室に配布し，測定値を集計，解析することによって，検査室間誤差の実態を調査するものである．また自施設においては，自施設の精度が全国的にどのレベルにあるかを把握することができ，その結果の良否によって日常検査法の見直しの指標となる．**表Ⅳ-7**に，わが国における主な大規模外部精度評価（管理）調査を示した．参加施設数は日本臨床衛生検査技師会と日本医師会の主宰によるものが約4,000施設，他は200〜500施設である．評価法としては，一般的に自施設の測定値と同一方法群あるいは同一試薬群で極端値を棄却した平均値との差をそれらの群の標準偏差で除したSDI（standard deviation index）が採用されている．なお，配布試料の妥当性や評価方法の見直しなどが課題になっているため，日本臨床衛生検査技師会から指針が提示されている[4]．

表Ⅳ-7　大規模外部精度評価調査

主　催	調査名
日本臨床衛生検査技師会	臨床検査精度管理調査
日本医師会	臨床検査精度管理調査
日本衛生検査所協会	臨床検査精度管理調査
東京都臨床検査技師会	都臨技データ標準化精度管理調査
大阪府医師会	臨床検査精度管理調査

（内藤勝人）

2 異常値への対応

IV 免疫検査の精度管理

免疫検査の内部精度管理については$\bar{x}$–Rs–R管理図法にて異常値が発生した場合，外部精度評価については免疫化学的分析法にて異常値が発生した場合に関して，以下に考えられる変動要因とその対応策について述べる．

内部精度管理

表IV–8，–9に免疫化学的分析法において$\bar{x}$–Rs–R管理図法の各管理図で考えられる変動要因を列記した．また表IV–10，–11にマイクロプレートを使用する2^n希釈系列法（マイクロプレート法）において，$\bar{x}$–Rs–R管理図法の各管理図で考えられる変動要因を列記した．対応策としては，各管理図の変動要因に合致した要因について検証する．ただし，使用する分析機器や試薬の特性を考慮することが前提であり，また実際は複数の要因がからんでいることが多いため，測定系全般について検証することも肝要である．

表IV–8　免疫化学的分析法におけるR管理図異常の要因

① 反応セルやディスペンサの汚染
② 試薬の劣化，継ぎ足し，汚染
③ 反応温度（試薬・試料を含む）の変動
④ 攪拌装置の不良，泡立ち
⑤ 洗浄機構の不良（洗浄液の不足を含む）
⑥ シリンジ，チューブ内の液漏れ，空気混入，汚染
⑦ 電圧変動
⑧ 光源，フィルタの劣化
⑨ 分析パラメーターの変更設定ミス

表Ⅳ-9　免疫化学的分析法における$\bar{x}$, Rs管理図異常の要因

① 試薬，標準試料のロット差
② 試薬，標準試料の変性（溶解温度・容量誤差，汚染，有効期限，ラテックス試薬の沈殿など）
③ 検量線の作成方法（試薬・標準試料の調製ミス・汚染，希釈機構の不良，検量間隔，検量線の計算処理など）
④ 分析パラメーターの変更，設定ミス
⑤ 電圧の低下，光源，フィルタの劣化
⑥ 反応セルのキズ，汚染
⑦ 洗浄，攪拌機構の不良，泡立ち
⑧ シリンジ，チューブ，ディスペンサの液漏れ，詰まり
⑨ 反応温度の変化
⑩ 検体濃縮，キャリーオーバーなど

表Ⅳ-10　マイクロプレート法におけるR管理図異常の要因

① トレイの洗浄状態，荷電・キズの状態による凝集像の変化
② 試薬分注に使用するドロッパの使用角度，蛋白質付着などによる1滴量の相違
③ 検体採取時のピペッティング誤差
④ ダイリュータによる検体希釈誤差として，蛋白質・ゴミなどの付着による吸収量の相違，回転・混和の不良など
⑤ 検体採取時や試薬分注後の混和の不良
⑥ 感作赤血球・粒子の混和不足による不均一など

表Ⅵ-11　マイクロプレート法における$\bar{x}$, Rs管理図異常の要因

① 試薬の不適切な使用・保存による劣化
② 温度・湿度・時間など反応条件に起因するもの
③ 判定基準の個人差に起因するもの
④ キットのロット間差
⑤ 輸送中の試薬の劣化

外部精度評価

　　　　　免疫化学的分析法による異常値（SDI値からの外れ）の変動要因としては，測定機器に由来するもの，測定試薬に由来するもの，システムに由来するもの，検体（配布試料）に由来するものに大別される（**表Ⅳ-12**）．対応策としては，機器のメンテナンスの徹底，試薬の管理（温度管理，在庫管理など），検量線の管理を徹底することが重要である．一方，配布試料のマトリックス効果による反応性の変化も考えられるため，機器に反応モニターが内蔵されていれば，その反応を確認してみる．いずれにしても，基本的には，自施設の測定法（機器，試薬，システム）の特性を十分把握したうえで原因を究明し，対応策を講ずることが肝要である．

表Ⅳ-12　免疫化学的分析法における測定系の変動要因

<測定試薬に由来するもの>
① 抗原の相違（ネイティブ，リコンビナント，合成ペプチドなど）
② 抗体の相違（モノクローナル，ポリクローナルなど）
③ 緩衝液中の成分（PEG，界面活性剤など）の影響
④ ロット間差
⑤ 標準試料の差異

<測定機器に由来するもの>
① 測定原理の相違（LAIA，NIA，CLEIAなど）
② 測定方式の相違（ディスクリート方式など）
③ 洗浄機構の種類の相違と洗浄不良

<システムに由来するもの>
① 検量線の相違
② 測定値の単位の多様性
③ 判定基準の相違（考え方なども含む）

<検体に由来するもの>
① 測定対象物質の多様性と不均一性
② 非特異反応物質の存在
③ 試料成分（マトリックス）効果
④ キャリーオーバー

　免疫血清の精度管理を論ずる場合，内部精度管理に関しては測定値の信頼性（精確度，特異性，検出限界など）の高い分析法を選択することを前提に，前述した免疫検査固有の種々の特性を理解したうえで，適正な精度管理手法を用いて日常の精度管理を実践していくことが重要である．一方，外部精度評価に関しては種々の課題があるが，測定値の標準化および調和化の実現のために有効な手段として今後も継続されていくと考える．また，異常値の対応策に関しては，内部精度管理，外部精度評価の結果から変動要因を特定することは容易ではないが，測定値の信頼性を保証していくために徹底して実践していく姿勢が重要であろう．一方，最近，国際的に臨床検査室の組織や技術的な要求事項を規定したISO 15189（臨床検査室―品質と能力に対する特定要求事項）が注目され，国内においても産業界で認定事業に実績を有する公益財団法人日本適合性認定協会（JAB）と産官学共同体として臨床検査の標準化に実績を有する日本臨床検査標準化協議会（JCCLS）が共同でISO 15189に基づく臨床検査室認定プログラム（CLAP）を開発し，2005年から認定事業を開始した[5]．2023年8月の時点で305の医療機関が取得し，徐々にではあるが国際標準に基づく品質管理体制が構築されつつある．一方，2013年に厚生労働省から各医療機関に「治験における臨床検査等の精度管理に関する基本的な考え方について」が事務連絡として通達された[6]．そのなかには適切な品質管理システムの導入や国際共同試験等の治験または臨床研究を積極的に実施している医療機関でのISO15189等の認定取得の必要性が記載されている．したがって，今後は，各医療機関内で精度管理の意義が正しく理解され，より重要視されていくものと考える．

文献：
1) 河合　忠：臨床検査のQM　世界の動向．臨床検査，39：505〜509，1995．
2) 細萱茂実ほか：$\bar{x}$-Rs，$\bar{x}$-Rs-R複合管理図法の適用―日立716型自動分析装置の変動要因の解析と誤差管理法の検討．日本臨床検査自動化研究会誌，4(3)：71〜74，1979．
3) 奥村伸生ほか：$\bar{x}$s-Rs-R管理図法の半定量的血清への適用と精度管理に関する検討．臨床病理，31(8)：881〜885，1983．
4) 日本臨床衛生検査技師会　精度管理調査評価法検討・試料検討ワーキンググループ：臨床検査精度管理調査の定量検査評価法と試料に関する日臨技指針．2008．
5) 河合　忠，青柳　邁：臨床検査室のためのISO15189―解説とその適用指針．丸善，2005．
6) 厚生労働省医薬食品局審査管理課：治験における臨床検査等の精度管理に関する基本的な考え方について．事務連絡，2013．

（内藤勝人）

V

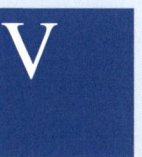

免疫検査法

V　免疫検査法＜用手法＞

1　動物免疫法とアジュバント作製

免疫検査を実施するには良質の抗体が必要であり，この抗体の能力は測定感度，測定範囲の設定に大きな影響を与える．以下，動物免疫法とアジュバントについて記載する．

抗体作製には，動物免疫で得る方法と遺伝子組換えによるファージディスプレイ法があり，抗体の種類にはモノクローナル抗体とポリクローナル抗体がある．

到達目標

①免疫に使用する動物の種類を説明できる．
②動物免疫法を説明できる．
③動物免疫時に使用するアジュバントについて説明できる．
④動物からの採血法を説明できる．
⑤抗体価の検定法を説明できる．

免疫法の概要と抗体価測定

図V-1のとおり．

図V-1　免疫法の概要と抗体価測定

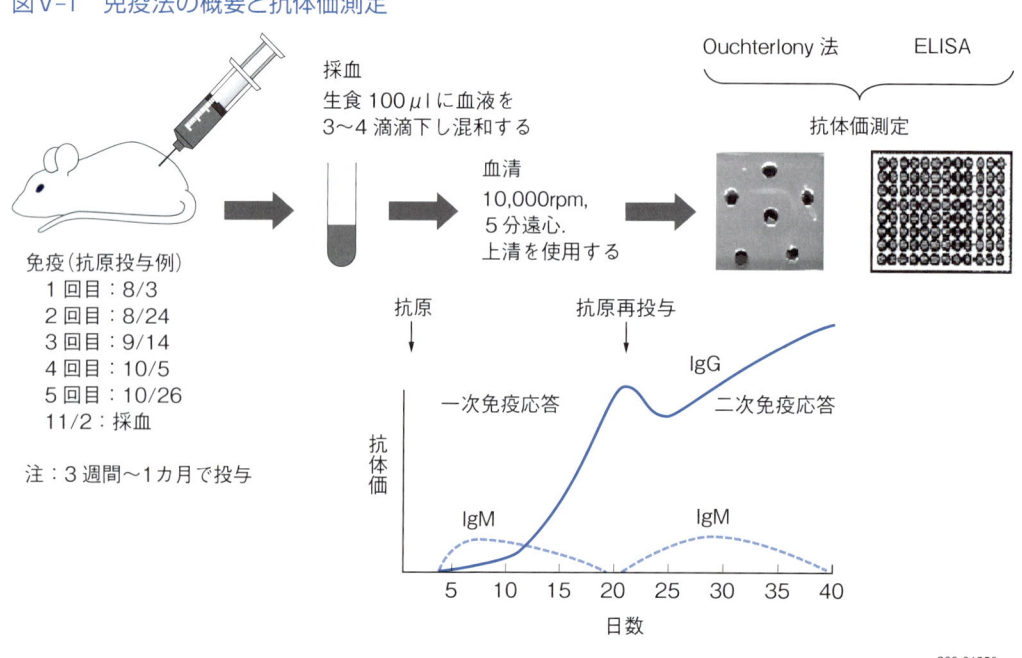

免疫動物の選択

抗体の作製時にまず考慮すべきは，①抗体の種類（モノクローナル抗体，ポリクローナル抗体）の決定，②使用動物の選択が重要である．

通常，モノクローナル抗体の場合には細胞融合する関係からマウスの使用が多く，ポリクローナル抗体ではマウス，ラットに加えて，ウサギ，ヤギ，ヒツジ，ウマ，ニワトリなどが使用されている．

1 動物免疫法

使用動物　マウス（Balb/c：4週齢メス）の例を示す．

準備
- 動物
- 免疫原（抗原）
- アジュバント
- 注射器一式

方法

■ 免疫原の作製

①抗原液（約80μg/マウス）とアジュバントでエマルジョンを作製する．
②2つのシリンジを準備し，抗原液とアジュバントを別々にとり，2つのシリンジを図V-2のように連結し混和する．
③混和後，免疫原をビーカに入った水溶液に1滴滴下して，溶解しないこと（エマルジョンの出来具合の目安）を確認する．
④確認後，シリンジ内の気泡を取り除いてからマウスに投与する．

■ 腹腔投与の方法例

①右手でマウスの尾部をつかみ，左手の親指と人差し指とで頸部の背側の皮膚をつかむ．
②左手の中指と親指のつけ根部分で尾根部をはさみ，固定し，左手のひらを返してマウスを背位とする．できれば，マウスの左後肢を中指と薬指との間にはさんでおくと，固定はより十分となる．
③マウス下腹部の正中線から左右どちらかに約0.5cm以上ずれた部位を選び，当該部周辺の皮膚をアルコールで消毒する．
④右手に注射器を持ち，注射針を皮膚に刺すが，角度はあまりつけず，皮膚に沿って進める感じで刺す．

図V-2　　　　　　図V-3

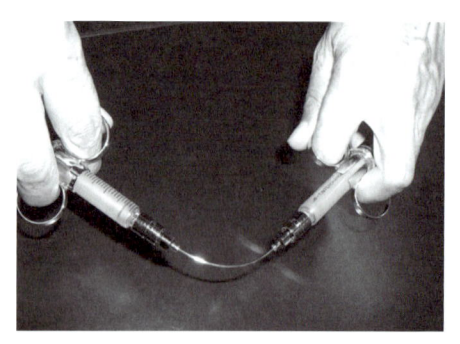

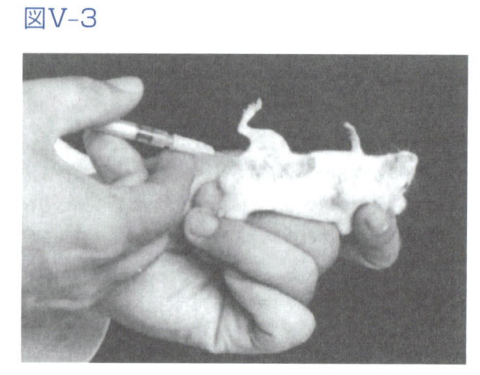

図V-4

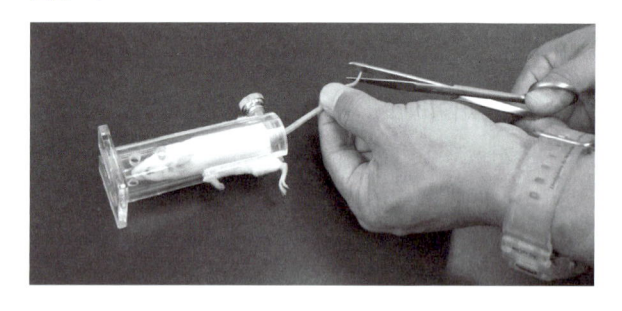

⑤針先が皮膚を通過したら，皮下を5mmくらい前進させる．次いで針を45度に立てて，腹筋を貫き，腹腔内に挿入されたら，全く抵抗を感じなくなる．そこで，静かに注入する（**図V-3**）．

■ 採血の仕方（抗体価を調べるための試験的採血法）
① 1.5mlマイクロチューブに生食100μlを入れる．
② マウスを保定器の中に入れ，固定する．
③ マウスの尾をアルコール綿で消毒し乾燥後，できるだけ尾端部をハサミで切る．または，カミソリ刃（メス）で切開する（**図V-4**）．
④ 尾根部から尾端部に向かって軽く押し出すと，左右の静脈が怒張するので採血がしやすくなる．
⑤ 3〜5滴の血液を生食の入った1.5mlマイクロチューブに滴下後，血液が固まるまで静置させる．
⑥ 10,000rpm，5分間遠心して血清分離する．

（加藤亮二）

2 アジュバント

アジュバントは免疫増強剤・抗原増強剤と呼び，抗原とともに動物などへ注射した場合に，その抗原に対する液性または細胞性免疫反応を増強させる物質の総称である．

■ アジュバントの種類

Freundのアジュバント（Freund complete adjuvant；FCA）

結核菌と鉱物油，界面活性剤からなる完全アジュバントと，結核菌の死菌が含まれない不完全アジュバントとがある．免疫時に使い分けを行う．結核菌にはアジュバント作用に関与するロウD画分という活性画分があり，ペプチドグリカンやMDPによって担われている．このアジュバントは抗原に対して液性免疫と細胞性免疫の誘導を強化する活性を示す．また，コードファクターやRNA画分にもアジュバント作用が認められている．

界面活性剤

免疫刺激複合体（immune stimulating complexes；ISCOM）を用いた低毒性の抗体産生用のアジュバントである．ISCOMはキラヤサポニン，コレステロール，リン脂質などの複合体で，直径約40nmの微小ミセルを形成し，抗原をそのミセルに取り込むことでアジュバント作用を示すといわれている．抗原に対する体液性，細胞性免疫を増強する．さらに，このISCOMはウイルスを模倣して直接細胞に取り込まれ，抗原はCD8陽性細胞傷害性T細胞を活性化する．

多糖体（LPS）

グラム陰性菌の細胞外膜成分であるLPSには強いアジュバント活性がある．LPSは多糖体とリピドAという部分からなり，その活性中心はリピドAにあることがわかっている．抗体産生の増強効果があるが，抗原と混合注射せず別個に投与しても抗体産生を増強する．

MDP（ムラミルジペプチド）

MDP同族体は数多く化学合成され，アジュバント活性が見出された．

〔加藤亮二〕

3 抗体価の検定法

A．ELISAによる測定

準備
- 採血した血清（例：マウス血清）
- 未投与血清（陰性コントロール）
- 陽性コントロール（あらかじめ作製しておいたもの）
- マイクロピペット（50〜100μl）およびチップ
- マイクロプレート（あらかじめ抗原固相化）
- 緩衝液
- 抗マウスIgG・HRP抗体
- 基質（TMB：テトラメチルベンチジン液）
- 反応停止液（1mol/l H_2PO_4）
- マイクロプレート比色計（450nm／655nm）

方法

①抗原が結合したマイクロプレートを準備する．

↓

②マイクロプレートの穴に適宜希釈したマウス血清，陰性，陽性コントロールをそれぞれ100μl分注する．Blankには緩衝液を100μl分注する（図V-5）．

↓

③混和後，蓋をして室温30分間，反応する（第1反応）．

↓

④マイクロプレートの洗浄を4回行う（洗浄液は 0.05% Tween20添加生食液）．

↓

⑤抗マウスIgG・HRP抗体（5,000倍希釈）を100μl分注する．

↓

⑥混和後，蓋をして室温30分間，反応する（第2反応）．

↓

⑦マイクロプレートの洗浄を4回行う（洗浄液は 0.05% Tween20添加生食液）．

↓

⑧基質（TMB液）を100μl分注する．

↓

⑨混和後，蓋をして室温30分間，反応する（酵素反応）．

↓

⑩反応停止液を50μl分注し，混和後，450nmで比色する．

図V-5

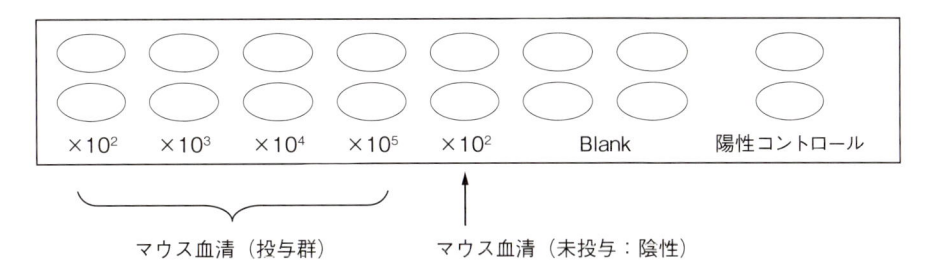

マウス血清（投与群）　マウス血清（未投与：陰性）

B. オクタロニー (Ouchterlony) 法

準備
- 採血したマウス血清
- 未投与マウス血清（陰性コントロール）
- 陽性コントロール（あらかじめ作製しておいたもの）
- マイクロピペット（1～10μl）およびチップ
- 寒天平板
- 抗原液
- 湿潤箱

方法
① マウスの血清を希釈する．
② 図V-6のように寒天平板の穴に10μlずつ入れていく（中心の穴には抗原液を入れること）．
③ 寒天平板を湿潤箱に入れ，37℃で一夜反応させる．
④ 翌日，イムノビュアーで観察し，記録する（図V-7, -8）．
⑤ 希釈したマウス血清の倍数を沈降線と比較する．
⑥ マウス血清の希釈倍数からオクタロニー法の結果とELISAの感度について考察する．

図V-6

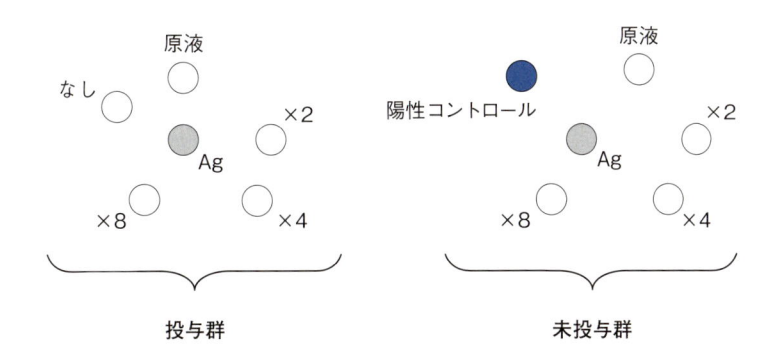

投与群　未投与群

図V-7

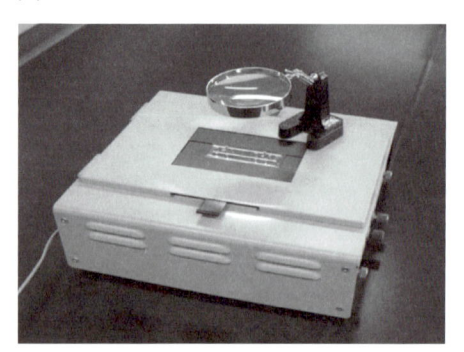

図V-8

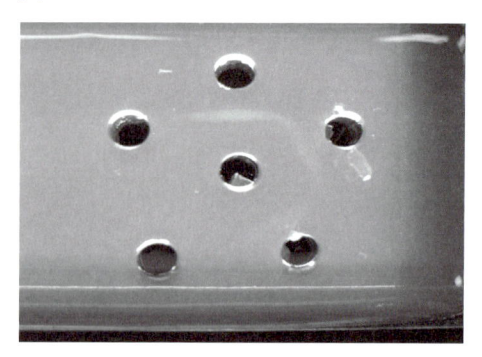

（加藤亮二）

V 免疫検査法〈用手法〉

2 沈降反応（二重免疫拡散法）

目的

可溶性抗原と抗体が特異的に反応して肉眼的に認められる沈降物を生ずる抗原抗体反応を沈降反応（precipitation reaction）と呼ぶ．特異性が高いので，免疫学の基礎的研究，臨床検査領域などで幅広く応用されている．特に，沈降反応のゲル内免疫拡散法は，抗原・抗体のどちらか一方または両者を寒天やアガロースなどの支持体内で拡散させて抗原抗体反応を起こさせ，支持体内に生ずる沈降輪や沈降線を観察する方法であり，地帯現象が起こりにくく，混濁した試料でも測定が可能な点が特徴である．代表的なものに単純免疫拡散（single immunodiffusion）法と二重免疫拡散（double immunodiffusion）法がある．本実習では，二重免疫拡散法（Ouchterlony test：オクタロニー法）により沈降線を形成させ，その形状から抗原または抗体の特異性や最適比について学ぶ．

実習前の基礎知識

①オクタロニー法の原理について述べることができる．
②抗原過剰，抗体過剰，最適比とは何かについて述べることができる．
③沈降線の交差，部分融合，完全融合の意味について述べることができる．

実習目標

①均一な寒天ゲル平板を作製することができる．
②オクタロニー法の一連の操作ができる．
③明瞭な沈降線を得ることができる．
④抗原過剰，抗体過剰，最適比における沈降線の形状を理解できる．
⑤形成された沈降線から交差，部分融合，完全融合の判定ができる．

実習内容

（個人，またはグループで行う）
①試薬調製→寒天ゲル平板作製→穴あけ→検体注入→抗血清注入→抗原抗体反応→判定→評価
②形成された沈降線から交差，部分融合，完全融合の判定について学ぶ．

測定法 オクタロニー法による蛋白（免疫グロブリン）の抗原性の分析

判読基準
①近接する沈降線の関係は，図Ⅴ-9に示したようにさまざまな形をとり，抗原蛋白の抗原性の差異を推定するのに役立つ．基本的には，(1)同一抗原性を示す完全融合，(2)一部共通抗原性を示す部分融合（spur形成），(3)異なる抗原性を示す交差の3つである．
②沈降線は抗原濃度が高いほど抗血清側（抗原過剰）に，抗原濃度が低くなるにつれ抗原側（抗体過剰）に形成されるようになる．沈降線は最適比のところで最も鮮明で細く，抗原過剰あるいは抗体過剰領域では沈降線がぼやけてくる．
③抗原の分子量が小さいと拡散速度が速いため抗血清側に沈降線が形成され，分子量が大きいと拡散速度が遅くなるため沈降線は抗原側に形成される．

図Ⅴ-9　沈降線

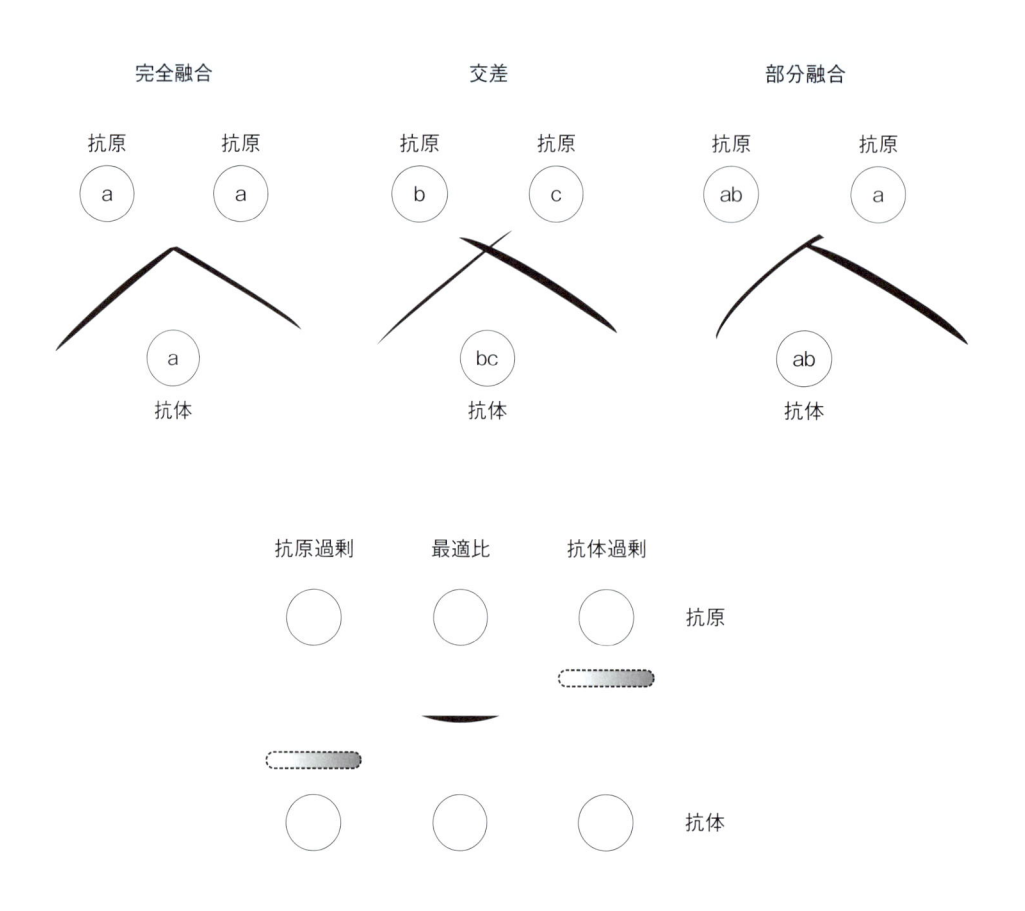

測定原理	ガラス板上に寒天ゲル平板を作製し，この寒天ゲルに一定の間隔で穴をあけ，抗原（血清）と抗体（抗血清）を穴の中に入れる．抗原と抗体が寒天ゲル内を拡散して最適比のところで沈降線が形成され，抗原過剰あるいは抗体過剰領域では沈降線がぼやける．この方法で蛋白と抗血清との間にできる沈降線の融合，交差などを観察し，蛋白の抗原性や分子量の大小，共通性などを判定する．
器具	・ガラス板（10×10cm） ・水準器つき水平板 ・マイクロピペット（5～50μl） ・穴あけ器（直径3mm） ・メスシリンダ（100ml） ・三角フラスコ（100ml） ・湿潤箱 ・使い捨て手袋
試薬	・特異抗血清 　抗ヒトIgG（γ鎖），抗ヒト免疫グロブリン（Igs；γ，α，μ鎖），抗ヒトκ鎖，抗ヒトλ鎖血清 ・寒天粉末（特製寒天：ナカライテスク社） ・PBS（pH7.2，0.01M）
検体	正常ヒト血清を用いる．
操作方法	①1％寒天ゲル平板の作製 　a. 寒天粉末0.4gを秤量し三角フラスコに入れ，PBS 40mlを加えて混和する． 　b. 電子レンジで，寒天懸濁液が透明に溶解するまで，ときどき混和しながら加温を繰り返す．完全に溶解していないときは寒天粒子がキラキラ光っているので，これがなくなるまで加温する． 　c. 完全に溶解した寒天溶液を13～15mlずつ中試験管に分注し，60～80℃の恒温槽で加温しておく． 　d. ガラス板をきれいなガーゼで拭き，水準器で水平に調節した水平台の上にのせる． 　e. 中試験管に分注した寒天溶液をすみやかにガラス板上に注ぎ，均等になるように試験管の口で広げ，ゲル化させる（寒天板の厚さは1.2～1.5mmになる）．

＊抗血清は多くのメーカーから市販されているが，高力価で交差反応がないものを選択する．われわれは，抗ヒト免疫グロブリンはDAKO社，他の特異抗血清はMBL社のものを使用している．

＊寒天が完全に溶解しなかったり，寒天内にゴミや気泡が混在すると，拡散の妨げになり沈降線が変形する．

②穴の配置図（**図Ⅴ-10**）を描いた方眼紙の上にゲル化した寒天板を重ね，配置図に従って穴あけ器でゲルに穴をあけ，ゲル片を吸い取る．
③マイクロピペットで血清および抗血清を各穴に7μlずつ添加する．血清および抗血清の希釈にはPBSを用いる．
④湿潤箱に寒天ゲル板を水平におき，室温で一昼夜静置する．
⑤翌日，イムノビュアなどで形成された沈降線を観察，スケッチする．

図Ⅴ-10 穴の配置図

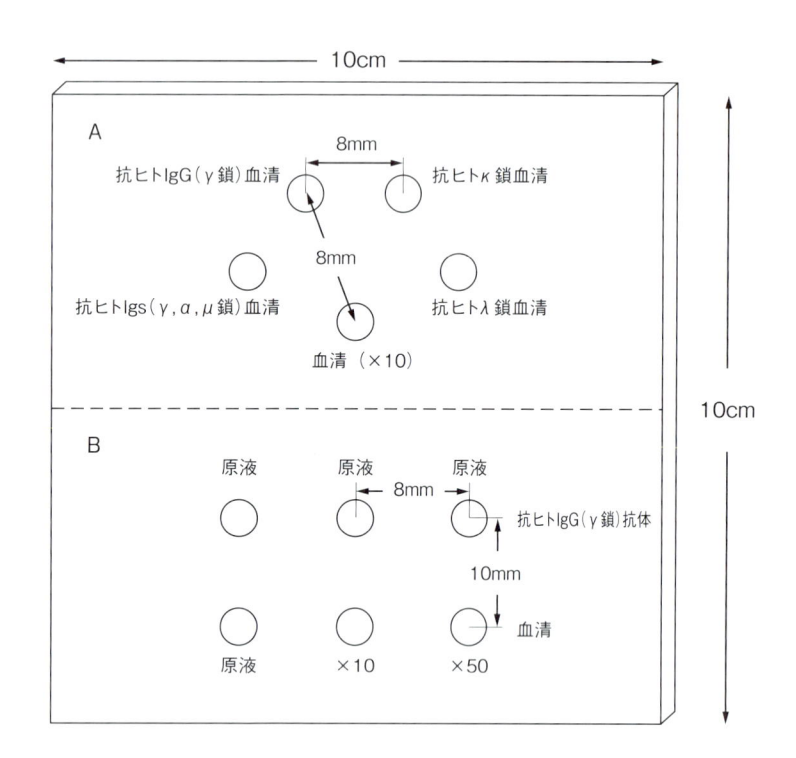

```
                  ← 10cm →
  ┌─────────────────────────┐
  │ A                        │
  │          ←8mm→           │
  │  抗ヒトIgG(γ鎖)血清  抗ヒトκ鎖血清
  │     ○         ○         │
  │       ↖8mm               │
  │  抗ヒトIgs(γ,α,μ鎖)血清  抗ヒトλ鎖血清
  │     ○         ○         │
  │           ○              │
  │        血清(×10)         │   10cm
  │- - - - - - - - - - - - - │
  │ B                        │
  │   原液  原液  原液        │
  │        ←8mm→             │
  │    ○    ○    ○  抗ヒトIgG(γ鎖)抗体
  │                  ↕10mm   │
  │    ○    ○    ○  血清    │
  │   原液  ×10  ×50         │
  └─────────────────────────┘
```

結果

①形成された近接する沈降線の関係を判読基準に従って判定する．
　融合：同一抗原性を示す抗原（蛋白）である．
　部分融合：一部共通抗原性を示す抗原（蛋白）である．
　交差：異なる抗原性を示す抗原（蛋白）である．
②抗原濃度による沈降線の現れ方を判読基準に従って判定する．
　最適比：最も鮮明で細い沈降線が形成される．
　抗原過剰：抗血清を入れた穴の近くに太くぼやけた沈降線が形成される（より過剰すぎる場合は沈降線が形成されない）．
　抗体過剰：抗原（血清）を入れた穴の近くに太くぼやけた沈降線が形成される（より過剰すぎる場合は沈降線が形成されない）．

③抗原の分子量の大小による沈降線の現れ方を判読基準に従って判定する．

分子量が小さい：抗血清側に沈降線が形成される．

分子量が大きい：抗原側に沈降線が形成される．

評価
① 形成された沈降線についてグループ班で検討する．
② 形成された近接する沈降線の関係から，免疫グロブリンのH鎖およびL鎖について各自レポートにまとめる．

文献：
1) 窪田哲朗ほか：臨床検査学講座／免疫検査学. 医歯薬出版, 2008, 111〜114.
2) 藤田清貴：*Medical Technology*（臨時増刊），28：1158〜1159, 2000.

（藤田清貴・阿部雅仁・石垣宏尚）

V 免疫検査法＜用手法＞

3 免疫比濁法（CRP測定）

目的

免疫比濁法（turbidimetric immunoassay；TIA）は，抗原抗体反応で生じた免疫複合体に光を照射して，透過光を濃度既知の混濁液と比較測定する方法である．溶液中では可溶性の抗原・抗体分子による光の散乱はあまり大きくないが，これらが反応して免疫複合体を形成し，不溶性になると，光の散乱が増大し透過光は減少する．TIA法は，種々の干渉物質の影響を避けるために，2ポイントアッセイが用いられている．すなわち，抗体を含まない緩衝液の吸光度を測定したものをブランクの吸光度とし，抗体を加えて一定時間後の吸光度を測定し，これよりブランクの吸光度を減じたものを検体の濁度とする方法である．通常の分光光度計で測定できるが，専用機器を利用すれば，反応の進行とともに濁度変化が測定され，透過率の変化速度とその最大値が算定され，抗原過剰を見逃さない．TIA法はC反応性蛋白（C-reactive protein；CRP）や免疫グロブリンなどの比較的濃度の高い蛋白質の測定に広く利用されている．

本実習ではTIA法の2ポイントアッセイを用いたCRP測定について学ぶ．

実習前の基礎知識

①TIA法の原理について述べることができる．
②2ポイントアッセイについて述べることができる．
③CRPとは何かについて述べることができる．
④CRPの臨床的意義について述べることができる．
⑤ランベルト・ベール（Lambert-Beer）の法則とは何かについて述べることができる．

実習目標

①TIA法によるCRP測定の操作ができる．
②分光光度計を用いて吸光度の測定ができる．
③検量線を作成することができる．
④作成した検量線から検体のCRP濃度を算出できる．

実習内容

（グループで行う）
① 検体準備→試薬調製→操作→結果→評価
② 検体に反応試薬Ⅰを添加し，5分後，吸光度を測定する．
③ 反応試薬Ⅱを添加し，5分後，吸光度を測定する．
④ 検量線から検体のCRP濃度を求める．

測定法

TIA法によるCRPの測定

基準値

成人：0.3mg/dl以下

測定原理

血清に抗ヒトCRP血清を混合し，CRPと抗体の免疫複合体物に光を照射すると，複合体の濁りが抗原濃度に依存し散乱光が増大して透過光が減少する．この光の減少量を吸光度変化率として求めるもので，吸光度変化はランベルト・ベールの法則に従う．したがって，入射光強度と透過光強度との比から濃度が得られ，検量線に基づいてCRP濃度を求めることができる．

器具

・分光光度計
・石英セル
・マイクロピペット（10〜50μl）
・マイクロピペット（100〜500μl）
・ボルテックスミキサ
・試験管
・使い捨て手袋

試薬

・血清CRP測定試薬
　市販のCRP測定試薬キット（N-アッセイTIA CRP-S；ニットーボー社）を用いる．
　市販キットの構成
　　緩衝液（R-1）トリス（ヒドロキシメチル）アミノメタン　100mM
　　抗血清液（R-2）抗ヒトCRPヤギ血清　20％
　　標準液CRP調整ヒト血清
・生理食塩液（0.85％塩化ナトリウム溶液）

検体 高CRP血清（炎症性疾患患者血清），および対照として正常ヒト血清を用いる．

測定法 表V-1のとおり．

表V-1 測定法

No.			試薬盲検（B）	標準（Std）	検体（Smp）
1	試料	精製水（μl）	15		
		標準液（μl）		15	
		検体（μl）			15
2	試薬1（R-1）	緩衝液（μl）	250	250	250
	よく混和後，37℃，5分間加温				
3	吸光度測定	主波長340nm	$B(1)_{340}$	$Std(1)_{340}$	$Smp(1)_{340}$
		副波長700nm	$B(1)_{700}$	$Std(1)_{700}$	$Smp(1)_{700}$
4	試薬2（R-2）	抗血清液（μl）	50	50	50
	よく混和後，37℃，5分間加温				
5	吸光度測定	主波長340nm	$B(2)_{340}$	$Std(2)_{340}$	$Smp(2)_{340}$
		副波長700nm	$B(2)_{700}$	$Std(2)_{700}$	$Smp(2)_{700}$

結果
①吸光度変化量を算出する．

1回目および2回目の吸光度測定時の溶液量を，それぞれV_1，V_2とし，得られたそれぞれの吸光度の値から，検体および標準液の吸光度変化量（ΔO.D）を以下の式から算出する．

$$\Delta O.D_{340} = O.D(2)_{340} - V_1(250)/V_2(300) \times O.D(1)_{340}$$

$$\Delta O.D_{700} = O.D(2)_{700} - V_1(250)/V_2(300) \times O.D(1)_{700}$$

$$\Delta O.D = \Delta O.D_{340} - \Delta O.D_{700}$$

②精製水（試薬盲検）を0mg/dl，標準液を表示の数値で入力し，検量線を作成する．

③検量線から検体のCRP濃度を求める．

評価
①2ポイントアッセイによる吸光度変化量の求め方，濁度についてグループ班で検討する．

②得られた結果，および病態との関連性について各自レポートにまとめる．

文献：
1）窪田哲朗ほか：臨床検査学講座／免疫検査学．医歯薬出版，2008，130～133．
2）藤田清貴：*Medical Technology*，24：821～828，1996．

（藤田清貴・阿部雅仁・石垣宏尚）

V 免疫検査法
＜用手法＞

4 凝集反応

1 梅毒検査

A．リン脂質抗原系による抗体検査（STS法）

実習名

RPRテスト「三光」法による梅毒迅速検査

実習準備

・水平回転器
・試薬キット：RPRテスト（Rapid Plasma Reagin Test）「三光」（積水メディカル）
・キットに添付の専用器具など
　＊血清検体を不活化処理する必要はない．

到達目標

リン脂質抗原系成分を用いた間接（受身）凝集法により，梅毒抗体を定性的に検出する．

検討課題

本法の梅毒感染における臨床的意義，生物学的偽陽性（BFP）反応，さらに確認検査法も併せて十分に理解すること．

原理　カルジオライピン・レシチン抗原をカーボン粒子に吸着させた抗原試薬液と被検血清とを混和し，抗体存在下において形成される凝集塊の有無を肉眼で判定する．

操作法　**定性法（図V-11）**
あらかじめ，滴下針を取りつけた滴下ビンを使って，十分に混和して均一にした抗原浮遊液を吸い込んでおく．

図V-11

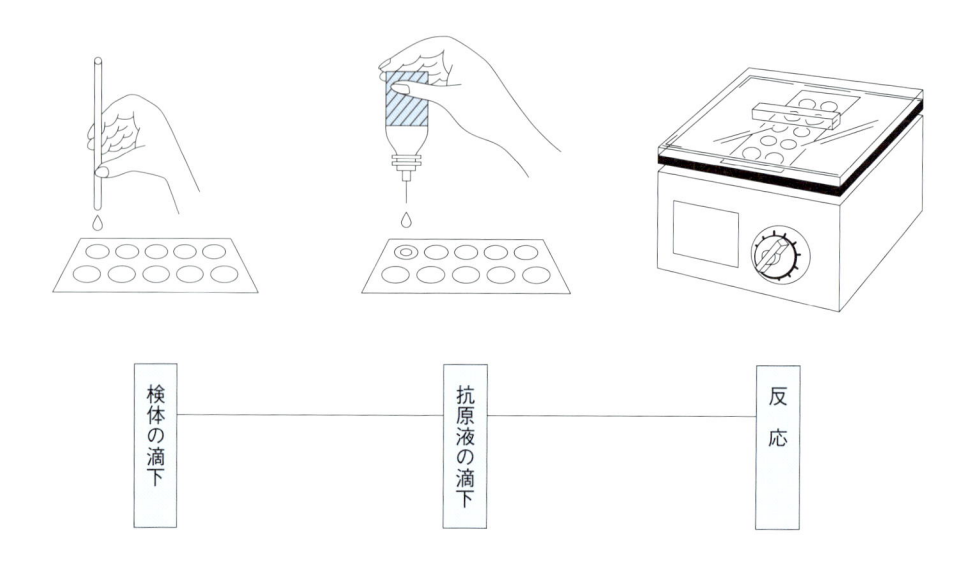

| 検体の滴下 | — | 抗原液の滴下 | — | 反応 |

①添付のサンプラで被検血清を吸い上げ，反応カード上に1滴（約50μl）滴下し，攪拌棒を用いてサークルいっぱいに被検血清を広げる（**図V-12**）．
②十分に混和した抗原液を垂直にして1滴（約20μl）滴下し，次に，反応カードを少し傾斜させて抗原液を一様に広げる．
③水平回転機上にのせ，100rpm（r=25mm）で8分間，回転反応させる．（このとき，湿潤状態を維持できる反応箱を回転機上にのせて使用することにより，陰性と疑陽性の判読が容易となる．）
④回転反応終了後，ただちにカーボン粒子の凝集の有無を観察し，判定する．

*水平回転機のrが20mmのときは70rpmとする．

*陽性を示した場合は，必要に応じて定量法を添付の使用説明書に従って実施する．

図V-12

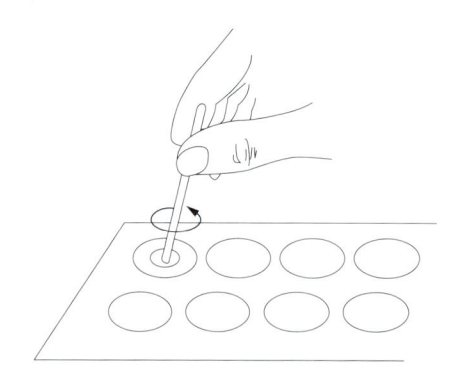

<反応像>

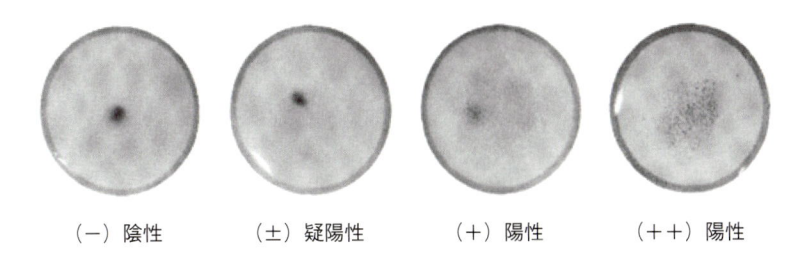

（−）陰性　　（±）疑陽性　　（＋）陽性　　（＋＋）陽性

（−）：粒子がボタン状に集まり，外周縁が均等でなめらかな円形を示すもの．
（±）：粒子が小さなリングを形成し，外周縁が均等でなめらかな円形を示すもの．
（＋）：粒子リングが明らかに大きく，その外周縁が不均等で荒く周辺に凝集のみられるもの．
（＋＋）：凝集が均一に起こり，凝集粒子が底全体に膜状に広がっているもの．

結果

	判定
陰性コントロール	
陽性コントロール	
配布検体　1	

課題
①STS法の臨床的意義について述べよ．
②生物学的偽陽性反応（BFP）について述べよ．

文献：
1) 福岡良男ほか：臨床検査講座23／臨床免疫学．医歯薬出版，2001．
2) 菅原孝雄ほか：日本医事新報，(2857)：48，1973．
3) 金井正光編：臨床検査法提要（改訂第32版）．金原出版，2005，914．

B. TP菌体抗原系による抗体検査（TP法）

> **実習名**

セロディアTP・PA法による定性的TP抗体検査

> **実習準備**

- 試薬類は添付の説明書に従って調製しておく．
  試薬キット：セロディアTP・PA（富士レビオ社）
- U型96穴マイクロプレート（FASTECプレートU；富士レビオ社）
- マイクロピペット（25 μl用，100 μl用）
- ダイリュータ（25 μl用）またはマイクロピペット（25 μl用）
- プレートミキサ
- （・判定用ビュア）

> **到達目標**

TP菌体抗原結合ゼラチン粒子を用いた間接（受身）凝集法により，TP抗体を定性的に検出する．

> **検討課題**

TP法の梅毒感染における臨床的意義，確認検査法，他の梅毒関連検査法も併せて学習し理解すること．

原理　粒子化したゼラチン人工担体に梅毒トレポネーマ・パリダム（TP）の精製菌体成分（Nichols株）を吸着させた感作粒子試薬を患者血清（血漿）と反応させると，被検血清中のTP抗体と反応して凝集が起こる．この間接凝集反応を利用して，梅毒TP抗体の有無を判定する．

操作法　**定性法（図V-13）**
検査に使用する96マイクロプレートの領域は，A～G列の1～4ウェル（またはA～G列の7～10ウェル）とし，H列は陽性コントロール用として使用する（**図V-14**）．
　①**表V-2**に従って，検体数に応じて血清希釈液をA～G列の第1ウェルに100 μl，第2～4ウェルに25 μlずつ分注する．さらに，陽性コントロール用としてH列にも同様に添加する．
　②次に，検体25 μlをA～G列の第1ウェルに添加し，同様にH列の第1ウェルには陽性コントロール血清25 μlを添加する．添加し終えたら，**表V-2**に従って2^n希釈を第4ウェル（40倍希釈）まで行う．
　③添付の専用ドロッパを用いて，A～G列の第3ウェルおよびH列の第3ウェルに未感作粒子を1滴（25 μl）ずつ滴下する．

図V-13

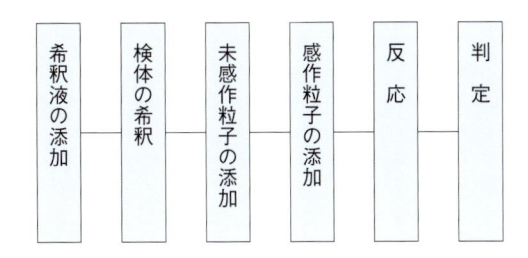

希釈液の添加 → 検体の希釈 → 未感作粒子の添加 → 感作粒子の添加 → 反応 → 判定

図V-14

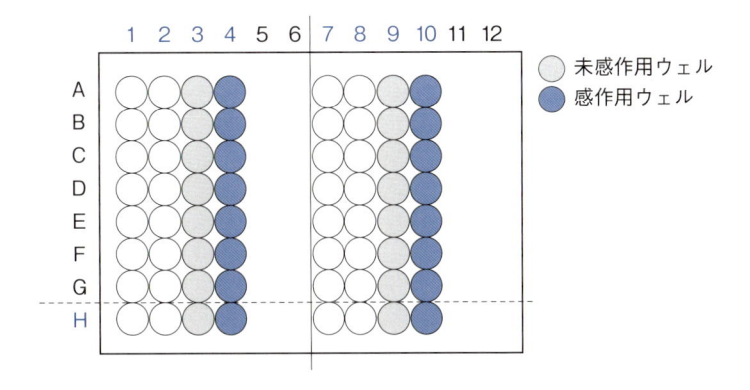

○ 未感作用ウェル
● 感作用ウェル

④同様に、添付の専用ドロッパを用いて、A～G列の第4ウェルおよびH列の第4ウェルに感作粒子を1滴（25μl）ずつ滴下する．

⑤添加し終えたら、プレートミキサで30秒程度混和し、白い紙を下に敷き、ラップフィルムをかけて室温にて2時間静置する．

⑥第3ウェルの未感作粒子（1：40）の反応像が陰性であることを確認したうえで、第4ウェルの感作粒子像（1：80）を読み取る（凝集パターン参照）．

  注1）未感作粒子像が陰性を示さない場合は、判定不能とする．
   2）陽性を示した場合、必要に応じて定量法を添付の使用説明書に従って実施する．

表V-2

ウェル No.	1	2	3	4	
（検体希釈倍数）	1：5	1：10	1：20	1：40	
希釈液	100（μl）	25（μl）	25（μl）	25（μl）	
陽性コントロールまたは被検血清	25	25	25	25	捨てる
未感作粒子			25		
感作粒子				25	
最終希釈倍数			1：40	1：80	
プレートミキサにて混和後、蓋をして室温2時間静置					
判定					

<反応像>

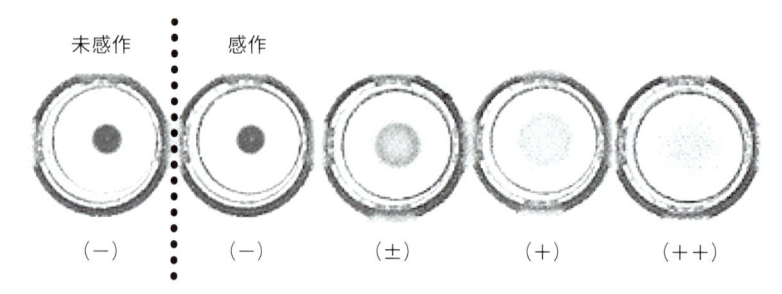

未感作 | 感作

(−)　　(−)　　(±)　　(＋)　　(＋＋)

(−)：粒子がボタン状に集まり，外周縁が均等でなめらかな円形を示すもの．

(±)：粒子が小さなリングを形成し，外周縁が均等でなめらかな円形を示すもの．

(＋)：粒子リングが明らかに大きく，その外周縁が不均等で荒く周辺に凝集のみられるもの．

(＋＋)：凝集が均一に起こり，凝集粒子が底全体に膜状に広がっているもの．

結果

	未感作粒子 （1：40）	感作粒子 （1：80）	判定
陽性コントロール			
配布検体　1			

課題

①TP抗体の臨床的意義について述べよ．

②他のTP抗体検査法をあげて説明せよ．

③FTA-ABS法について説明せよ．

文献：
1）福岡良男ほか：臨床検査講座23／臨床免疫学．医歯薬出版，2001．
2）出口松夫ほか：感染症学会誌，68（10）：1271〜1277，1994．
3）金井正光編：臨床検査法提要（改訂第32版）．金原出版，2005，915．

（高山成伸）

2 AIDS 関連検査 (HIV抗体スクリーニング検査)

実習名

ジェネディアHIV-1/2ミックスPA法によるHIV抗体スクリーニング検査

実習準備

- 試薬類は添付の説明書に従って調製しておく．
  使用する試薬：ジェネディアHIV-1/2ミックスPA，セロディア・HIV-1/2（富士レビオ社）
- U型96穴マイクロプレート（FASTECプレートU；富士レビオ社）
- マイクロピペット（25μl用，50μl用）
- ダイリュータ（25μl用）またはマイクロピペット（25μl用）
- プレートミキサ
- （・判定用ビュア）

到達目標

ゼラチン粒子PAを用いた間接（受身）凝集法によりHIV関連抗体を定性的に検出する．

検討課題

①必要に応じて，"吸収操作"についても検討（または実施）すること．
②確認法を含めたHIV感染診断検査の概要（日本エイズ学会推奨法：2003年など）を十分に理解すること．

原理 ゼラチン粒子にリコンビナントHIV抗原（HIV-1；gp41/p24，HIV-2；gp36）を吸着させた感作人工粒子PAを抗原試薬として，血清（血漿）中の抗HIV-1抗体/抗HIV-2抗体を間接（受身）凝集法により検出する（図V-15）．

図V-15 PA（particle agglutination）法の原理

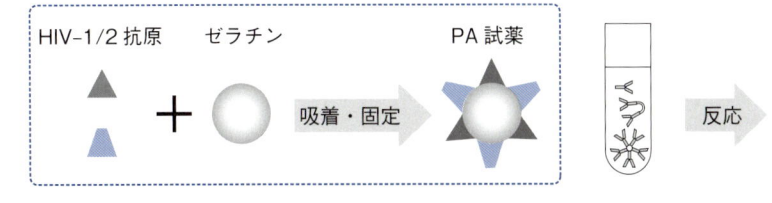

操作法 定性法（図V-16，表V-3）

①はじめに，血清希釈用液を添付の専用ドロッパなどを使って，マイクロプレートの第1穴に3滴（75μl），第2穴および第3穴に1滴（25μl）ずつ分注する．

②検体を25μlとって第1穴に添加したのち，ダイリュータまたはマイクロピペットを用いて，第1穴から第3穴まで2^n希釈を行う．
（検体に赤血球やその他の有形成分が含まれていると反応に支障をきたすことがあるので，遠心して除去したのち検査に用いる．血清検体は不活性化（非働化）しても検査結果に影響はない．）

③添付の専用スポイトを用いて未感作粒子を第2穴に1滴（25μl）滴下する（最終希釈倍数1：16）．

④同様に，専用スポイトを用い感作粒子を第3穴に1滴（25μl）滴下する（最終希釈倍数1：32）．次に，トレイミキサでマイクロプレートの内容物が飛び散らない程度の強さで十分に混合する（30秒程度）．
（感作粒子および未感作粒子は，使用前に均一になるように混合してから使用する．）

⑤マイクロプレートに蓋をして，室温（15～30℃）にて水平に2時間静置後に判定する．（なお，翌日まで静置して判定してもよい．）

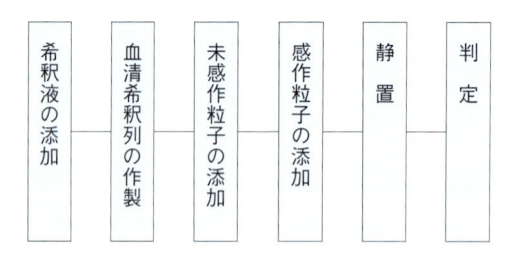

図V-16

希釈液の添加 → 血清希釈列の作製 → 未感作粒子の添加 → 感作粒子の添加 → 静置 → 判定

表V-3

ウェル No.	1	2	3
（検体希釈倍数）	1：4	1：8	1：16
希釈液（μl）	75	25	25
陽性コントロールまたは被検血清（μl）	25	25	25 → 25μl 捨てる
未感作粒子（μl）		25	
感作粒子（μl）			25
最終希釈倍数		1：16	1：32
プレートミキサにて混和後，蓋をして室温で2時間静置			
判定			

⑥第2穴の未感作粒子（1：16）の反応像が陰性のときを有効として，第3穴の感作粒子（1：32）の反応像を読み取る（反応像参照）．定性法が陽性のときには，定量法を実施して凝集の最終希釈倍数を求める．（定量法および吸収操作については，添付の使用説明書に従って実施すること．）

＜反応像＞

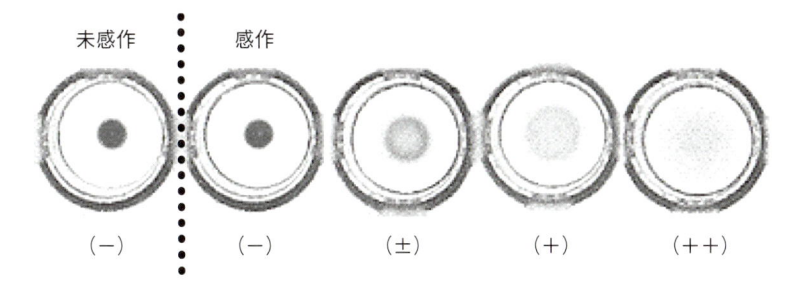

未感作	感作			
(−)	(−)	(±)	(＋)	(＋＋)

(−)：粒子がボタン状に集まり，外周縁が均等でなめらかな円形を示すもの
(±)：粒子が小さなリングを形成し，外周縁が均等でなめらかな円形を示すもの
(＋)：粒子リングが明らかに大きく，その外周縁が不均等で荒く周辺に凝集のみられるもの
(＋＋)：凝集が均一に起こり，凝集粒子が底全体に膜状に広がっているもの

結果

	未感作粒子 （1：16）	感作粒子 （1：32）	判定
陽性コントロール			
配布検体　1			

課題
①westernblot法によるHIV抗体検査の原理と意義について述べよ．
②抗体検査以外のHIV検査法をあげ，その特徴を述べよ．

文献：
1) 福岡良男ほか：臨床検査講座23／臨床免疫学．医歯薬出版，2001．
2) 速水正憲ほか：医学と薬学，31：943〜951，1994．
3) 金井正光編：臨床検査法提要（改訂32版）．金原出版，2005，1150．

(高山成伸)

3 寒冷凝集反応（マイコプラズマ）

目的

寒冷凝集素はヒト血清中に存在する，赤血球上のI抗原に対する抗体であり，ABO血液型と無関係に自己を含むヒト赤血球を凝集させる．健常人にも存在しているが力価は低く，低温（4℃）でしか反応しないので，体内では無害である．しかし，マイコプラズマ肺炎や伝染性単核症などの感染症で一過性に，寒冷凝集素症では持続的に，この抗体が増加し，反応温度も高く（室温〜30℃）なって，溶血性貧血やヘモグロビン尿，塞栓形成，レイノー症状を呈することがある．本法はマイコプラズマ肺炎の補助診断や寒冷凝集素症の検索に用いられている．

実習準備

学生同士で採血するので，採血手技や注意点を確認しておくこと．

実習目標

現在では行うことも少なくなったとはいえ，2倍連続希釈法は，免疫検査に限らず古典的な臨床検査定量法の基本である．繰り返し練習して正確な手技を身につける．

到達目標

①寒冷凝集素の性質について説明できる．
②検体保存における注意点とその理由が説明できる．
③マイコプラズマ感染症の免疫学的検査法を説明することができる．

試薬・器具

器具
- 小試験管（11本＋a）
- メスピペット（1〜10ml）
- 三角フラスコ（100ml）
- メスシリンダ（50〜100ml）
- バット
- 恒温槽（37℃）
- 冷蔵庫（4℃）

試薬と検体
- 各学生の血液を用いる．互いに採血し，自己の赤血球を試薬，血清を検体とする．
- 陽性の血清が入手できるときは教員が配布する．

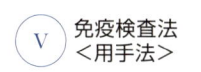

<試薬>
・生理食塩液
・0.25％赤血球生食浮遊液

<検体>
・血清
（採血後の血液は分離まで37℃に保つ．そうしないと寒冷凝集素が自己血球と結合して，血清中の寒冷凝集素が減少するおそれがある．血清の不活性化は必要ない．）

<氷水>
バットにクラッシュアイス（破砕した氷）を入れ、水を加えたもの

測定原理

直接赤血球凝集反応
低温下で赤血球上にあるⅠ抗原に対して，寒冷凝集素（IgM）が結合し，赤血球が凝集する（図Ⅴ-17）．

図Ⅴ-17

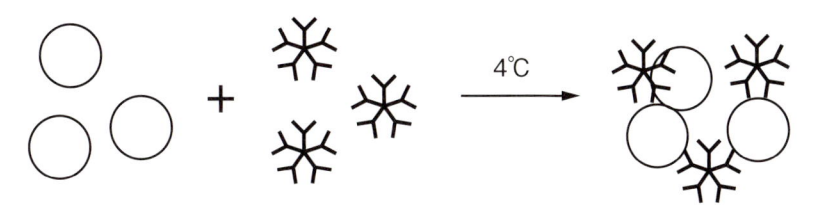

操作法

図Ⅴ-18，表Ⅴ-4のとおり．

図Ⅴ-18

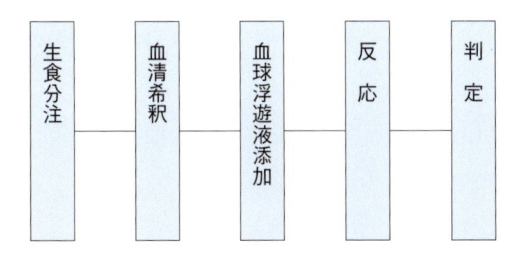

生食分注 ― 血清希釈 ― 血球浮遊液添加 ― 反応 ― 判定

表V-4

試験管 No.	1	2	3	4	5	6	...	10	11
希釈倍数	4	8	16	32	64	128	...	2,408	対照
生理食塩液(ml)	0.75	0.5	0.5	0.5	0.5	0.5	...	0.5	0.5
患者血清(ml)	0.25	0.5	0.5	0.5	0.5	0.5	...	0.5	0.5捨てる
0.25%* 赤血球浮遊液(ml)	0.1	0.1	0.1	0.1	0.1	0.1	...	0.1	0.1
混和後,冷蔵庫に一晩放置,低温下(氷水)で凝集を観察**									
判定例	3	3	3	2	1	0	...	0	0

* O型,患者,もしくは患者とABO同型の赤血球が使用可能(通常はO型)
** 凝集した試験管は37℃,30分おいたのち,凝集が消失するのを確認する

判定と結果

冷蔵庫より取り出した試験管を氷水を入れたバットに漬け,まずNo.11(対照)の試験管を静かに振って非凝集を確認する.このNo.11と比較しながらNo.1の試験管から同じように観察し,凝集の強さを判定し記録していく(温度に注意).その後,凝集がみられた試験管は37℃に30分おいたのち,凝集が消失するのを確認する.

凝集を示した試験管の最高希釈倍数で寒冷凝集素価(上の例では1:64)を報告する.

評価

- 基準値:256倍(1:256)未満.
- 高値となる疾患:寒冷凝集素症(CAD),マイコプラズマ肺炎,伝染性単核症など.
- 37℃,30分においたのち,凝集が消失しない場合,他の赤血球に対する抗体の存在が疑われる.
- 凝集素価が非常に高くなることがある.この場合,キャリーオーバーも留意して希釈倍率を高め,再検する.

レポート課題

① I 血液型について
② 寒冷凝集素症(とその関連疾患)について
③ マイコプラズマ感染症の特異的検査について
④ キャリーオーバーの意味とそれを防止するテクニックについて

文献:
1) 金井泉,金井正光:臨床検査法提要(改訂第31版).金原出版,1998,899〜900.
2) 田野崎栄,檀和夫:寒冷凝集反応.日本臨牀,3(Suppl.7):137〜139,2005.
3) 康 秀男ほか:寒冷凝集反応異常高値を呈したマイコプラズマ肺炎の1例.血液診療,2(1):9〜12,2004.

(山田 久)

4 リケッチア

リケッチア感染症は発熱と発疹を主徴とする．節足動物によって媒介される疾患で，診断は臨床症状，血液からの病原体の分離，抗体の検出が行われる．免疫血清反応にWeil-Felix（ワイル・フェリックス）反応がある．

到達目標

①*Proteus*菌による直接凝集反応を理解する．
②血清希釈列の作製技術および菌体凝集の観察を習得する．
③検査結果の解釈と測定法の問題点を理解する．

実習名

ワイル・フェリックス反応

測定原理

細菌の菌体成分を用いた直接凝集反応である．すなわち，血清に細菌菌体抗原を加えると，抗原に対応する抗体が存在すれば，菌体（抗原）と抗体とが反応し抗原抗体複合体が形成され，肉眼的に観察できる菌体の凝集塊が出現する．この凝集塊が認められる血清の最高希釈倍数を求める．

実習準備

①抗原の準備

抗原は *Proteus*（変形菌）OX_{19}，OX_2，OXKの3種類を用いる．
*Proteus*菌株を寒天斜面に18〜24時間培養したものを生理食塩液1mlに5mgの割合に浮遊させたものを用いる．（0.5%の割合でホルマリンを加えた保存菌液でも使用可能である．市販の抗原液を使用すると便利である．）
②器具：小試験管，メスピペット，生理食塩液

操作法
①表V-5に従い，被検血清の希釈列を3系列，作製する．
②抗原液（OX_{19}，OX_2，OXKの3種類）を各希釈列に加え，十分に混和する．
③37℃，2時間反応させる．
④冷蔵庫に一晩放置後，菌体の凝集を肉眼で判定する．

判定
明らかに2+の凝集を示した血清の最高希釈倍数を凝集価とする．

表V-5　Weil-Felix反応の術式

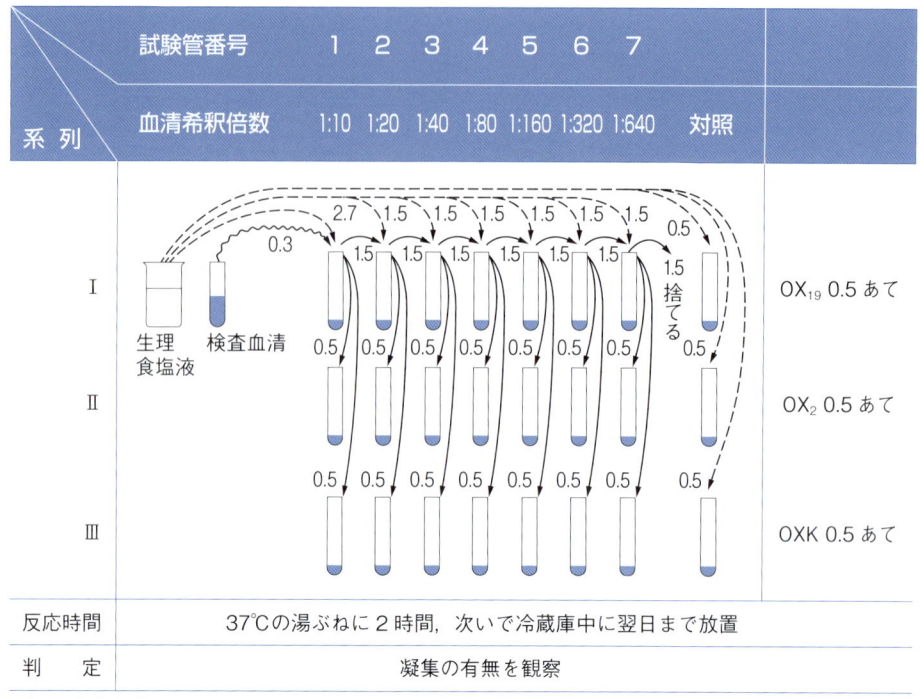

系列	試験管番号	1	2	3	4	5	6	7	対照	
	血清希釈倍数	1:10	1:20	1:40	1:80	1:160	1:320	1:640	対照	
Ⅰ										OX_{19} 0.5 あて
Ⅱ										OX_2 0.5 あて
Ⅲ										OXK 0.5 あて
反応時間	37℃の湯ぶねに2時間，次いで冷蔵庫中に翌日まで放置									
判定	凝集の有無を観察									

注）最終希釈倍数は 1:20〜1:1,280

評価　ツツガムシ病では変形菌OXKの凝集価の上昇がみられる．発疹チフス，発疹熱では変形菌OX_{19}，ロッキー山紅斑熱では変形菌OX_2またはOX_{19}に対する凝集価が上昇する（**表V-6**）．

凝集価の評価は1週間ぐらいの間隔をあけて2回以上の検査によって凝集価が4倍以上の上昇で診断が確定される．1回だけの検査しかできない場合は，変形菌OXKの凝集価1:40以上でツツガムシ病を，変形菌OX_{19}の凝集価1:160以上で発疹チフスまたは発疹熱を疑う．

表V-6　Weil-Felix反応

病名（リケッチア）	抗原（変形菌）		
	OX_{19}	OX_2	OXK
発疹チフス（R.prowasekii）	‖	+	−
発疹熱（R.typhi）	‖	+	−
ツツガムシ病（O.tsutsugamushi）	−	−	‖
ロッキー山紅斑熱（R.rickettsii）	+　/　‖	‖　/　+	−
リケッチア痘	−	−	−
Q熱（C.burnetii）	−	−	−

文献：
1）福岡良男ほか：臨床検査講座23／臨床免疫学（第3版）．医歯薬出版，1993．

（望月照次）

5 リウマトイド因子 (RAテスト)

目的

リウマトイド因子（RF；rheumatoid factor）はIgGのFc部分の抗原決定基に対する自己抗体であり，関節リウマチ（RA；rheumatoid arthritis）患者血清および関節液で高い陽性率を示す．当初，RFはRAの原因であるとされたが，RA以外の膠原病・慢性感染症・肝疾患などでも高率に検出されるうえに，健常人においても1〜5%の頻度で検出され，その産生機序は不明である．RFは，一般的にIgMクラスのIgM-RFが最も多く検出されるが，そのほかにIgG-RF，IgA-RF，IgE-RFの存在も確認されている．

本実習では，RFのスクリーニング検査法として用いられているラテックス凝集反応によるRAテストについて学ぶ．

実習前の基礎知識

①RAテストの原理について述べることができる．
②RFとは何かについて述べることができる．
③RFの臨床的意義について述べることができる．
④RAテスト以外のRF測定法について述べることができる．

実習目標

①RAテストの操作ができる．
②陰性コントロールは陰性に，陽性コントロールは陽性に判定できる．

実習内容
（個人またはグループで行う）
①検体添加→RA試薬添加→混和→判定→評価

測定法
ラテックス凝集反応（RAテスト）によるRFの検出

判定基準
RAテストは，凝集の程度により（−），（±），（＋），（＋＋），あるいは希釈倍数で表される．本実習ではキット添付の写真を参考に凝集の程度を肉眼で（−），（±），（＋），（＋＋）という定性法で判定する（**図Ⅴ-19**）．

図V-19　判定

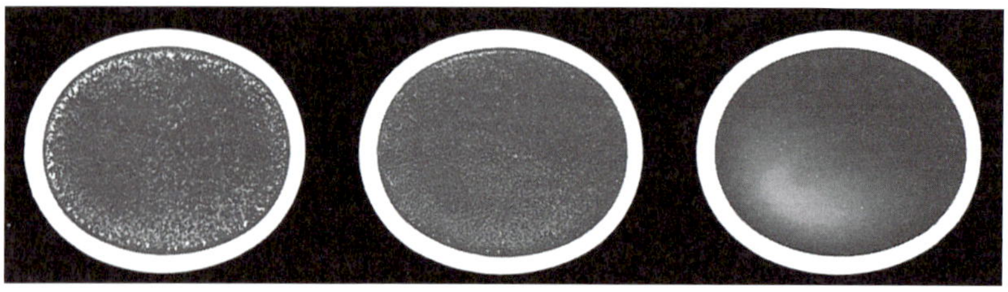

　　　　　 ++　　　　　　　　　+　　　　　　　　　−

測定原理	RA患者血清に変性ヒトIgG（あるいは変性ウサギIgG）を吸着させたポリスチレンラテックス粒子を滴下すると，RFと反応し凝集が起こる．判定例の写真を参考に凝集の程度を肉眼で（−），（±），（＋），（＋＋）と判定する．
試薬および器具	・市販のリウマチ様因子測定用キット（RA77'栄研'：栄研化学社）を使用する． 　＜市販キットの構成＞ 　　RA試薬（ヒトγ-グロブリン吸着ポリスチレンラテックス懸濁液） 　　血清採取用スポイト 　　判定用スライドガラス 　　判定例 ・使い捨て手袋
検体	RA患者血清，および健常者血清を用いる．
操作方法	①血清採取用スポイトの上部（ヘラに近いほう）を圧迫し，検体に先端約1cmを潰け，圧迫をゆるめて検体を吸い上げる． ②判定用スライドガラスの1区画に1滴（約50μl）滴下し，ヘラの部分で血清を区画内に均一に広げる． ③RA試薬をよく混和し均一にして，被検血清の上に1滴（約50μl）滴下する． ④判定用スライドガラスを前後左右に傾けてよく混和し，1分後に判定する．
結果	キット添付の判定例を参考にして凝集の強さを判定する． 　陰　性（−）：一様に混濁し凝集が全く認められないもの 　疑陽性（±）：明瞭な凝集が認められないもの 　陽　性（＋）：小さい凝集塊あるいは部分的な凝集が認められるもの

強陽性(++): 素地が透明化して大きな凝集塊があり完全凝集が認められるもの

評価
①凝集の強さ，判定の仕方についてグループ班で検討する．
②得られた結果，およびRAとクラス別RFとの関連性などについて各自レポートにまとめる．

文献：
1) 窪田哲朗ほか：臨床検査学講座／免疫検査学．医歯薬出版，2008，115～121．
2) 小林茂人，廣瀬俊一：クラス別RFの検出法．臨床検査，31：617～622，1987．

(藤田清貴・阿部雅仁・石垣宏尚)

6 甲状腺関連検査

臓器特異性自己免疫疾患である慢性甲状腺炎（橋本病）やバセドウ病の患者には，高率に甲状腺組織などに対する自己抗体が産生される．甲状腺組織中の抗原としてサイログロブリン（thyroglobulin；Tg），甲状腺ペルオキシダーゼ（thyroid peroxidase；TPO），TSH受容体（TSH receptor；TR）が知られている．Tgは分子量66万の糖蛋白質で，主に甲状腺ホルモン（T_3, T_4）の合成蛋白として重要な意義を有し，主として甲状腺組織中の濾胞細胞内に可溶性蛋白として存在する．

サイロイドテストは，このTgに対する自己抗体の検査法である．ミクロソームテストは甲状腺濾胞細胞画分の遠心沈殿物を可溶化して得られる自己成分に対する抗体を測定するが，現在ではTPOがその抗原として同定され，TPOに対する自己抗体として測定されている．

A. サイロイドテスト（thyroid test）

到達目標
①甲状腺自己免疫について説明できる．
②甲状腺自己抗原の種類を説明できる．
③間接凝集反応の原理について説明できる．
④担体の種類について説明できる．
⑤サイロイドテストに使用する抗原の名称・性状などを説明できる．
⑥サイロイドテストの判定法と基準値について説明できる．
⑦対照の非感作粒子が凝集した場合の理由と対処法について説明できる．
⑧異常値を示す疾患について説明できる．

測定原理
ヒト甲状腺組織から抽出，精製したTgを，ゼラチン粒子（担体）に感作した抗原と血清中の抗Tg自己抗体を間接凝集反応によって抗体価を求める反応である．反応はマイクロプレート内で行う（図V-20）．

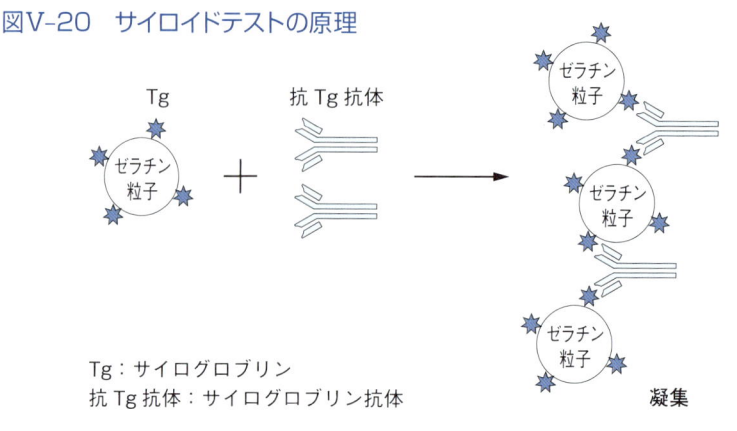

図V-20　サイロイドテストの原理

Tg：サイログロブリン
抗Tg抗体：サイログロブリン抗体

準備

<試薬>
- サイロイドテスト（セロディア-ATG kit：富士レビオ社）
  試薬の構成：25テストまたは100テストからなり，①試薬溶解液，②血清希釈液，③感作粒子（凍結乾燥），④未感作粒子（凍結乾燥），⑤対照用陽性血清
  スポイト25μl用が付属品としてある．

<機器>
- オートマイクロダイリュータ（血清希釈用）
- マイクロプレート（U型）
- マイクロピペット100μl用
- プレートミキサ

方法

定量法

<試薬の前準備>
①あらかじめ試薬を冷蔵庫から出して，使用前（30分程度）に使用分の感作粒子，未感作粒子を試薬溶解液で溶解し調製しておく．
②測定血清は不活性化（非働化）しなくてもよい．

<操作法>
①マイクロプレートU型（8×12穴用）を必要枚数準備する．1検体は横1列分（12穴）を使用するので，1枚で8名分検査可能．
②血清希釈法には2^nと4^nがあるので，どちらかを選択する．**表V-7**に4^nの希釈法を示す．
③**表V-7**の液量に従い，マイクロピペットまたは付属のドロッパでウェル番号1～12まで血清希釈用液を決められた量，横列に分注する．
④次に，血清検体10μlをウェル番号の1穴のみに入れる．
⑤オートマイクロダイリュータあるいはマイクロピペットでウェル番号1～12穴まで**表V-7**に従って4^n希釈を行う．

表V-7　4^n希釈法

ウェル No.	1	2	3	4	5	6	…	12	
血清希釈溶液(μl) 検体または 対照陽性血清(μl)	50 10	50 25	75 25	75 25	75 25	75 25	…	75 25	25μl 捨てる
検体希釈倍数	1:6	1:18	1:72	1:288	1:1,152	1:4,608	…	1:18,874,368	
未感作粒子(μl)		25					…		
感作粒子(μl)			25	25	25	25	…	25	
最終希釈倍数		1:27	1:100* (10^2)	1:400 (20^2)	1:1,600 (40^2)	1:6,400 (80^2)	…	1:26,214,400 ($5,120^2$)	
プレートミキサにかけたあと，プレートに蓋をして，反応静置3時間									
判定									

＊理論上は1:96希釈倍数であるが1:100とみなす

⑥陽性コントロールを検体と同様に希釈する．

⑦マイクロピペットまたは付属のドロッパで，ウェル番号2穴に**未感作粒子**を25μl，ウェル番号3穴以降すべてに**感作粒子**25μlを入れる．

⑧プレートミキサでマイクロプレートを約30秒間混和する．このとき，内容物が飛び散らないように強さを加減しながら行う．

⑨マイクロプレートに蓋をして，室温（15〜30℃）で水平に静置し，3時間後に判定する．**表V-8**を参照しながら陰性像と陽性像を理解する．なお，翌日に判定してもよい．

＜判定（評価）＞

①陽性：ウェル番号2穴の未感作粒子（最終希釈倍数1：27倍）が陰性（−）で，感作粒子（最終希釈倍数1：100）が（＋）以上を陽性とする．最終抗体価は（＋）を示す最終希釈倍数とする．

②陰性：ウェル番号2穴の未感作粒子（最終希釈倍数1：27倍）の判定にかかわらず，感作粒子（最終希釈倍数1：100）が（−）を陰性とする．

③判定保留：ウェル番号2穴の未感作粒子（最終希釈倍数1：27倍）が陰性（−）で，感作粒子（最終希釈倍数1：100）が（±）を保留とする．

④注意事項：血清希釈液と感作粒子あるいは未感作粒子を反応させ，陰性であることを確認すること．

表V-8 反応像と読み

反応像	読み
粒子がボタン状に集まり，外周縁が均等で，なめらかな円形を示すもの	（−）
粒子が小さなリングを形成し，外周縁が均等で，なめらかなもの	（±）
粒子リングが明らかに大きく，その外周縁が不均等で荒く，周辺に凝集のみられるもの	（＋）
凝集が均一に起こり，凝集粒子が底全体に膜状に広がっているもの	（＋＋）

＜吸収試験＞

未感作粒子および感作粒子がともに（±）以上の凝集を示した検体については，以下の吸収試験を実施する．

①小試験管に未感作粒子液250μlと検体50μlを加えて室温で30分間反応させる．途中で1〜2回程度攪拌しながら吸収させる．

②遠心分離（700g，5分間）により上清液（1：6倍希釈液）を採取し，以下の方法で測定する．

③あらかじめウェル番号2穴に血清希釈液50μlを，3穴以降には75μlをそれぞれ分注しておく．1穴に吸収した検体50μlを入れ，オートマイクロダイリュータあるいはマイクロピペットでウェル番号1〜12穴まで4″希釈を行う．

④マイクロピペットまたは付属のドロッパで，ウェル番号2穴に**未感作粒子**を25μl，ウェル番号3穴以降すべてに**感作粒子**を25μl入れる．

⑤プレートミキサでマイクロプレートを約30秒間混和する．このとき，内容物が飛び散らないように，強さを加減しながら行う．
⑥マイクロプレートに蓋をして，室温（15〜30℃）で水平に静置し，3時間後に判定する．
⑦この方法で**未感作粒子が（−），感作粒子が（＋）**であることを確認し，（＋）を示す最終抗体価からあらかじめ1：6に希釈しておいた倍数を補正して抗体価とする．

基準値

最終抗体価　1：100倍以下

臨床的意義

甲状腺自己免疫疾患（橋本病，グレーブス病など）で高値を示す．

B. ミクロソームテスト (microsome test)

到達目標

①甲状腺自己免疫について説明できる．
②甲状腺自己抗原の種類を説明できる．
③間接凝集反応の原理について説明できる．
④担体の種類について説明できる．
⑤ミクロソームテストに使用する抗原の名称・性状などを説明できる．
⑥ミクロソームテストの判定法と基準値について説明できる．
⑦対照の非感作粒子が凝集した場合の理由と対処法を説明できる．
⑧異常値を示す疾患について説明できる．

測定原理

ヒト甲状腺組織から抽出，精製した甲状腺ミクロソームを，ゼラチン粒子（担体）に感作した抗原と血清中の抗ミクロソーム抗体を間接凝集反応によって抗体価を求める反応である．反応はマイクロプレート内で行う．

方法

方法や判定法などはすべてサイロイドテストと同じである．
感作粒子の違いを習得する．

基準値　最終抗体価　1：100倍以下

臨床的意義　甲状腺自己免疫疾患（橋本病，グレーブス病など）で高値を示す．

関連文献：
1）セロディア-ATG（富士レビオ社）貼付文書

（加藤亮二）

V 免疫検査法 ＜用手法＞

5 溶解（溶血）反応

1 血清補体価（CH50）

実習名

Mayer変法（1/2.5法）による血清補体価（CH50）測定

実習準備

①実習はグループ班で実施する．したがって，準備・操作・結果・課題・考察はグループ班ごとに行う．
②試薬はMayer変法（1/2.5法）であるデンカ生研社の血清補体価（CH50）測定用キットCH50「生研」（10検体用）を使用する．使用する感作ヒツジ赤血球（EA）の調製は，キットに添付された取扱説明書の試液の調製法により教員が事前に行い，氷浴槽中に準備しておく[1]．
③検体は学生自身の血清を使用する．
④器具類は，37℃の恒温槽，氷浴槽，遠心器，分光光度計，ピペット類，試験管類，ビーカー類を準備する．
⑤結果記入用紙は，キットに添付されている取扱説明書の実測例と同様なものを教員が作成し，両対数グラフ用紙は市販のものを使用する．

到達目標

補体価測定の原理を理解し，その算出法を修得する．

原理　溶血素（A）で感作ヒツジ赤血球（EA）の一定量に段階的に希釈した被検血清を加え，一定条件で反応させ，EAの50％を溶血させるのに必要な補体量を1 CH50単位と定め，血清1ml中に含まれる単位数で表現する．Mayerの原法では，至適イオン濃度をもつ7.5mlの反応液に含まれる$5×10^8$個のEAの50％を，37℃，60分間で溶血させるのに必要な補体量を1単位（50％溶血単位；CH50）と規定されている[2]．

操作法 （図V-21，表V-9）

キットに添付されている取扱説明書の操作法，操作結果の判定法，使用上または取り扱い上の注意点を熟読し，実施する．

図V-21 補体価測定の操作手順

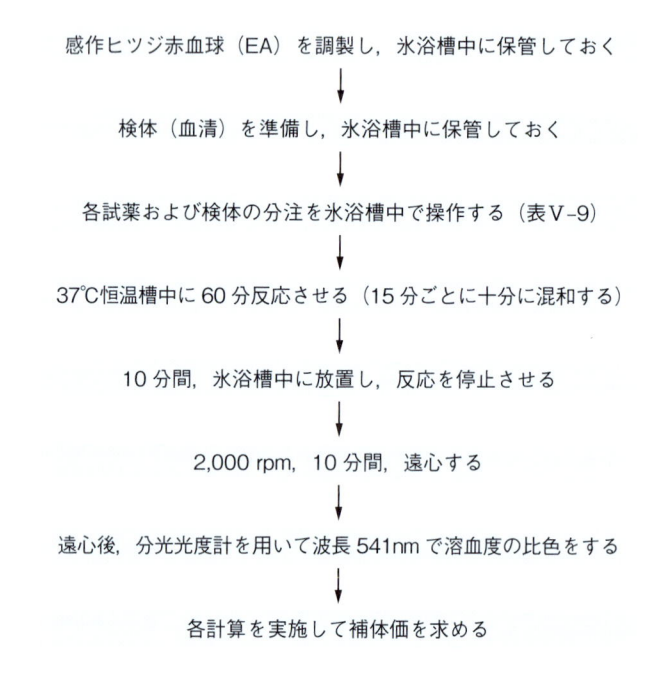

感作ヒツジ赤血球（EA）を調製し，氷浴槽中に保管しておく
↓
検体（血清）を準備し，氷浴槽中に保管しておく
↓
各試薬および検体の分注を氷浴槽中で操作する（表V-9）
↓
37℃恒温槽中に60分反応させる（15分ごとに十分に混和する）
↓
10分間，氷浴槽中に放置し，反応を停止させる
↓
2,000 rpm，10分間，遠心する
↓
遠心後，分光光度計を用いて波長541 nmで溶血度の比色をする
↓
各計算を実施して補体価を求める

表V-9 補体価の測定法

試験管番号	1	2	3	4	5	6	CB*	100%
希釈液（ml）	1.1	1.6	1.8	1.9	2.0	2.1	2.6	0
希釈血清（ml）	1.5	1.0	0.8	0.7	0.6	0.5	0	0
精製水（ml）	0	0	0	0	0	0	0	2.6
EA（ml）（5×10^8個/ml）	0.4	0.4	0.4	0.4	0.4	0.4	0.4	0.4
計（ml）	3.0	3.0	3.0	3.0	3.0	3.0	3.0	3.0

*CB（cell and buffer）：機械的溶血

結果と評価 キットに添付された取扱説明書の実測例を参考にして，所定の用紙に結果を記入し，両対数グラフ用紙にプロットし，補体価を算出する．

レポート課題
①50%溶血法を使用する理由
②Mayer変法（1/2.5法）の長所（Mayerの原法と比較して）
③補体価を算出する方法の理解
④結果の解釈
⑤検体の取り扱い方と検査上の留意点

文献:
1) 稲井眞弥:補体価(CH50)の測定. 稲井眞弥ほか編:補体学—基礎・測定法・臨床, 医歯薬出版, 1983, 119〜133.
2) Mayer, M. M. : Procedure for titration of complement. *In* Kabat, E．A． & Mayer, M. M.（eds.）: Experimental immunochemistry. CC Thomas publisher, Springfield, Illnois, 1961, 149〜153.

（内藤勝人）

V 免疫検査法 <用手法>

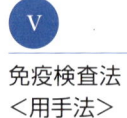

6 標識反応

1 ELISA 法

96穴マイクロプレートを用いたEIA法で，enzyme linked immunosorbent assay（ELISA：エライザ）法と呼ぶ．この方法は，検体量と試薬量が微量で大量検体を測定するのに便利である．

A. 肝炎ウイルス関連検査（B型肝炎ウイルス）

目的 B型肝炎の診断に用いるB型肝炎関連ウイルスマーカーの検出に標識抗原抗体反応を用い，その測定原理，操作法，結果の解釈の習得を目的とする．

実習項目-1 HBs抗原検査

測定原理 本法は2ステップエンザイムイムノアッセイ法である．検体中のHBs抗原は，マイクロプレートの穴に固相されている抗HBs抗体（抗HBsヒツジポリクローナル抗体）および標識された抗HBs抗体（ビオチン標識抗HBsマウスモノクローナル抗体）と結合する（第1ステップ）．未反応物質を洗浄により除去後，酵素標識液〔ペルオキシダーゼ（POD）標識ストレプトアビジン〕を加えると，標識抗体のビオチンとストレプトアビジン複合体が形成される（第2ステップ）．未反応物質を洗浄により除去後，発色液を加えると，PODの酵素活性によって発色する（青色を呈する）．発色反応は反応停止液の添加によって停止する（黄色を呈する）．測定原理を図V-22に示した．

図V-22 HBs抗原検査の測定原理

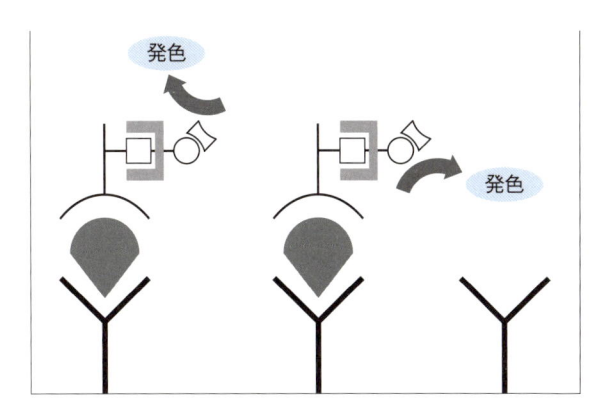

Y：抗HBs抗体（抗HBsヒツジポリクローナル抗体）
●：検体中のHBs抗原
：ビオチン標識抗HBs抗体（抗HBsモノクローナル抗体）
：ペルオキシダーゼ（POD）標識ストレプトアビジン
：酵素基質

実習準備

①テストプレート〔抗HBs抗体（ヒツジポリクローナル抗体）コート96穴マイクロプレート；エンザイグノストHBsAg5.0 Test Plate：デイドベーリング社〕
②ビオチン標識抗HBs抗体（マウスモノクローナル抗体）：コンジュゲートⅠ
③ペルオキシダーゼ（POD）標識ストレプトアビジン：コンジュゲートⅡ
④陽性コントロール血清
⑤陰性コントロール血清
⑥濃縮洗浄液（使用時，20倍希釈する）
⑦基質液（過酸化水素水）
⑧発色液（テトラメチルベンジジンジヒドロクロリド；TMB）
⑨反応停止液（硫酸または塩酸の強酸性水）
⑩マイクロピペット（25，100，1,000 μl用）
⑪マイクロチップ
⑫自動分析装置：ベーリングELISAプロセッサーⅢ（以下，BEPⅢ）一式（図V-23）
⑬インキュベータ：水浴（37±1℃）
⑭被検血清（約200 μl）

＜自動分析装置：BEPⅢ一式を使用しない場合に必要な器具装置＞
①マイクロタイトレーションプレート用洗浄装置一式（図V-24）

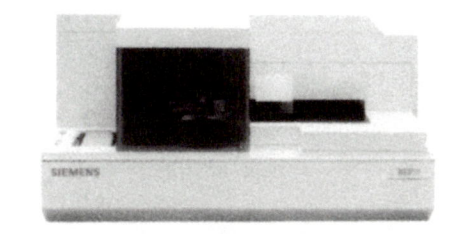

図V-23 ベーリングELISAプロセッサーⅢ

②マイクロタイトレーションプレート用吸光度測定装置（図V-25）
測定波長：450nm，測定副波長：650nm（615～690nm）

図V-24　マイクロプレート自動洗浄器　　図V-25　マイクロプレート用吸光度測定装置

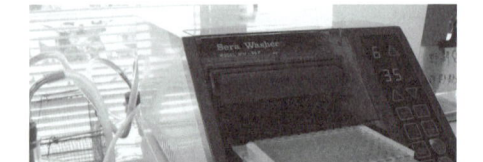

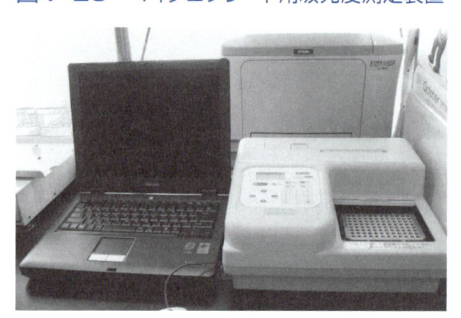

操作法
①検査試薬・検査機器（BEP Ⅲ）の操作法に従い行う．
②操作法の概略を図V-26に示した．

図V-26　HBs抗原測定法の操作手順

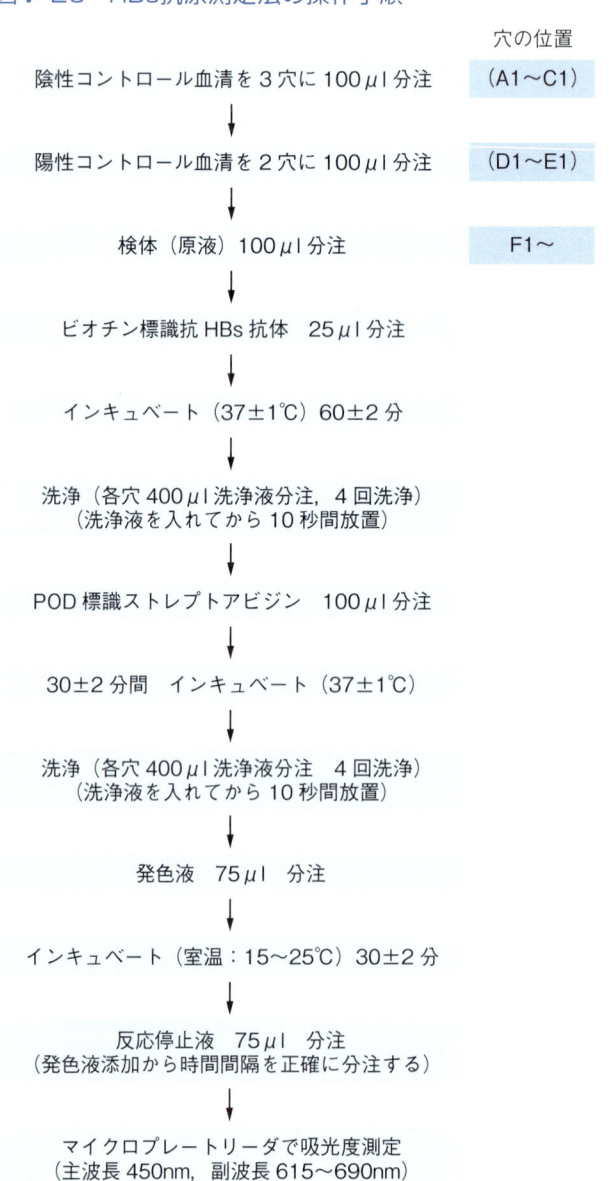

操作	穴の位置
陰性コントロール血清を3穴に100μl分注	（A1～C1）
陽性コントロール血清を2穴に100μl分注	（D1～E1）
検体（原液）100μl分注	F1～

↓
ビオチン標識抗HBs抗体　25μl分注
↓
インキュベート（37±1℃）60±2分
↓
洗浄（各穴400μl洗浄液分注，4回洗浄）
（洗浄液を入れてから10秒間放置）
↓
POD標識ストレプトアビジン　100μl分注
↓
30±2分間　インキュベート（37±1℃）
↓
洗浄（各穴400μl洗浄液分注　4回洗浄）
（洗浄液を入れてから10秒間放置）
↓
発色液　75μl　分注
↓
インキュベート（室温：15～25℃）30±2分
↓
反応停止液　75μl　分注
（発色液添加から時間間隔を正確に分注する）
↓
マイクロプレートリーダで吸光度測定
（主波長450nm，副波長615～690nm）

結果判定

測定の有効性の評価

陰性コントロール（Aneg：3穴）と陽性コントロール（Apos：2穴）の吸光度が以下の条件を満たしていること．

① $-0.0010 \leq$ Aneg ≤ 0.150

② $0.700 \leq$ Apos

下記の条件をいずれも満たした場合，試験は有効となる．

* 陰性コントロール血清：3穴のうち2穴以上が上記①の吸光度の条件にあてはまる．
* 陽性コントロール血清：2穴のうち2穴とも上記②の吸光度の条件にあてはまる．

（試験が無効の場合はすべての測定をやり直すこと．）

測定結果の判定

BEPⅢを用いた場合，結果の判定は自動的に行われる．

マニュアルでの判定方法は以下のとおり．

①陰性コントロールの平均吸光度（Aneg/mean）を算出し，それに0.05を加えてカットオフ値とする．

　　Aneg/mean＋0.050＝カットオフ値

検体は次のように判定する．

　　Aneg/mean＜カットオフ値：陰性
　　Aneg/mean≧カットオフ値：陽性

実習項目-2　抗HBs抗体検査

測定原理

本法はワンステップ・サンドイッチELISA法で，その測定原理を図Ⅴ-27に示した．

固相および酵素標識抗原液に含まれる抗原はサブタイプadおよびayを含む非働化したヒトHBs抗原由来を用いている．

検体中のHBs抗体は，マイクロプレートの穴に固相されているHBs抗原およびペルオキシダーゼで標識されているHBs抗原と反応する．未反応物質を洗浄除去後，発色液を添加すると，抗体と結合している酵素標識抗原の酵素により発色する（青色）．発色反応は反応停止液の添加によって停止し，黄色を呈する．呈色の強度は検体中のHBs抗体の濃度に比例する．

図V-27　抗HBs抗体検査の測定原理

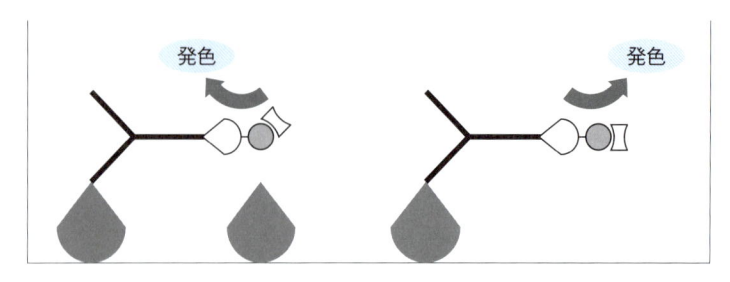

● ：固相化HBs抗原　　　◯ ：酵素（ペルオキシダーゼ）標識HBs抗原
人 ：検体中の抗HBs　　　▯ ：酵素基質

実習準備

①テストプレート（HBs抗原結合96穴マイクロプレート；エンザイグノストAnti-HBsⅡ：デイドベーリング社）
②ペルオキシダーゼ標識HBs抗原（マウスモノクローナル抗体）：コンジュゲート
③標準血清（HBs抗体含有ヒト血清）
④陰性コントロール血清
⑤濃縮洗浄液（使用時，20倍希釈する）
⑥基質液（過酸化水素水）
⑦発色液（テトラメチルベンジジンジヒドロクロリド；TMB）
⑧反応停止液（硫酸または塩酸の強酸性水）
⑨マイクロピペット（25，100，1,000 μl用）
⑩マイクロチップ
⑪自動分析装置：BEPⅢ一式（**図V-23**）
⑫インキュベータ：水浴（37±1℃）
⑬被検血清（約200 μl）

＜自動分析装置：BEPⅢ一式を使用しない場合に必要な器具装置＞
①マイクロタイトレーションプレート用洗浄装置一式（**図V-24**）
②マイクロタイトレーションプレート用吸光度測定装置（**図V-25**）
　　測定波長：450nm，測定副波長：650nm（615～690nm）

操作法

①検査試薬・検査機器（BEPⅢ）の操作法に従い行う．
②操作法の概略を**図V-28**に示した．

図V-28 抗HBs抗体測定法の操作手順

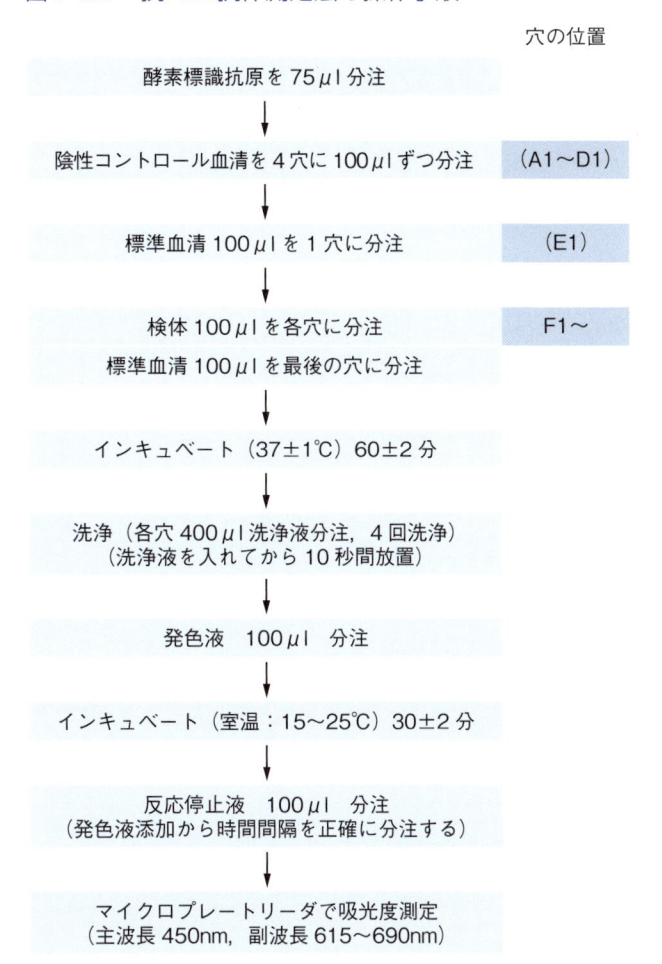

```
                                              穴の位置
        酵素標識抗原を75μl分注
                ↓
   陰性コントロール血清を4穴に100μlずつ分注      (A1～D1)
                ↓
       標準血清100μlを1穴に分注             (E1)
                ↓
       検体100μlを各穴に分注               F1～
     標準血清100μlを最後の穴に分注
                ↓
     インキュベート（37±1℃）60±2分
                ↓
    洗浄（各穴400μl洗浄液分注，4回洗浄）
       （洗浄液を入れてから10秒間放置）
                ↓
         発色液 100μl 分注
                ↓
    インキュベート（室温：15～25℃）30±2分
                ↓
       反応停止液 100μl 分注
    （発色液添加から時間間隔を正確に分注する）
                ↓
      マイクロプレートリーダで吸光度測定
     （主波長450nm，副波長615～690nm）
```

結果判定

測定の有効性の評価

陰性コントロール（Aneg：4穴）と標準血清（Aref：2穴）の吸光度が以下の条件を満たしていること．

① $-0.0010 \leq Aneg \leq 0.120$

② $0.700 \leq Aref$

下記の条件をいずれも満たした場合，試験は有効となる．

　＊陰性コントロール血清：4穴のうち3穴以上が上記①の吸光度の条件にあてはまる．

　＊標準血清：2穴のうち2穴とも上記②の吸光度の条件にあてはまる．

(試験が無効の場合はすべての測定をやり直すこと)

HBs抗体定量測定は以下の条件を満たしていなくてはならない．

・標準血清の吸光度

　下限値＜Aref＜上限値（上限値および下限値は試薬キットの表に記載されている）

・個々の標準血清の吸光度は，2つの標準血清から算出された平均値±20％に入っていること．これらの条件が満たされない場合は，用手法による定性の判定のみ可能である．

測定結果の判定

BEPⅢを用いた場合，結果の判定は自動的に行われる．

マニュアルでの判定方法は下記のとおり．

①陰性コントロールの平均吸光度（Aneg/mean）を算出し，それに0.08を加えてカットオフ値とする．

  Aneg /mean＋0.080＝カットオフ値

 検体は次のように判定する．

  Asample＜カットオフ値：陰性

  Asample≧カットオフ値：陽性

定量測定

■ 測定値の補正

補正係数はテストプレートごとに算出し，検体ごとの吸光度を補正する（測定補正）．

補正された吸光度は抗体価の算出に使われる．

$$補正係数 = \frac{標準血清の記載吸光度（試薬ロットごとに記載されている）}{標準血清の平均吸光度}$$

検体の吸光度はこの補正係数を掛けて補正する．

（複数のテストプレートを同時に測定する場合は補正係数をテストプレートごとに算出する．）

■ 抗体価の算出

抗体価は次式に従い算出する．

$$\mathrm{Log}_{10}\ mU/l = \alpha \cdot A^{\beta}$$

α，βの値（数値はロットごとに異なる）はキットに添付，記載されている値を用いる．

（抗体価U/lは，WHO International Anti-HBV Reference Preparation (1977) に準じている．）

《以下の場合は，上記の式によって抗体価は算出できない》

・検体の吸光度（補正後）＜カットオフ値

・検体の吸光度（補正前）＞2.5

計算例	
a 値	4.8239
β 値	0.1054
検体の補正吸光度	0.950
Log_{10} mU/l	4.7979 [注1]
$10^{4.7979}$ (mU/l)	62,790 [注2]
抗体価 (U/l)	62.79 [注3]

注1) 電卓使用の場合，0.950を入力し，X^yを押す．0.1054を入力し，＝を押す．Xを押し，4.8239を入力し，＝を押す

2) 前の行までの計算をし，10XまたはINVとLogキーを押す

3) 前の行までの計算をU/lに変換するには，1,000で除す．
検体をあらかじめ希釈している場合は，算出された抗体価にその希釈倍数を乗ずる

B. 風疹ウイルス抗体検査

目的 風疹ウイルスに対するIgG抗体およびIgM抗体の測定に標識抗原抗体反応を用い，その測定原理，操作法，結果の解釈の習得を目的とする．

実習項目-1 風疹ウイルス抗体（IgG抗体）の測定

測定原理 検体中の風疹ウイルス特異IgG抗体は，マイクロプレートの穴に固相化されているウイルス抗原と反応する．次いで，ペルオキシダーゼ (POD) 標識抗ヒトIgG抗体が，抗原と反応したIgGと結合する．発色液を添加すると，抗体と結合している抗体と結合している酵素標識抗体の酵素により青色を呈する．反応は反応停止液の添加により黄色を呈する．呈色の強度は検体中の風疹ウイルス抗体の活性に比例する．測定原理を図V-29-aに示した．

図V-29 風疹ウイルス抗体の測定原理

a：風疹抗IgG抗体の検出　　　b：風疹抗IgM抗体の検出

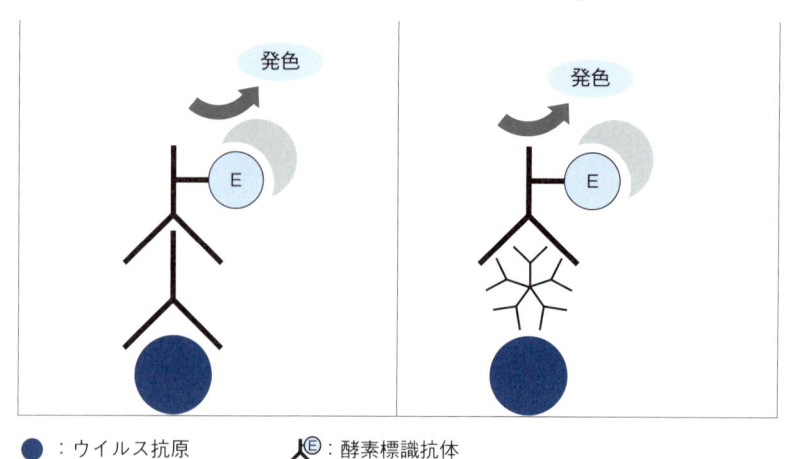

● ：ウイルス抗原　　　Y(E) ：酵素標識抗体
Y ：IgG 検体中の抗体　　　 ：酵素基質
※ ：IgM 検体中の抗体

実習準備

①テストプレート（風疹ウイルス抗原コートプレート：16穴が一対となっており，左の列は風疹ウイルスに感染したヘビーハムスター腎培養細胞（BHK21）に由来する不活性化された抗原が固相化されている．右の列には，風疹ウイルスに感染していないBHK21に由来する抗原がコントロール抗原として固相化されている．
②検体希釈液
③POD標識抗体ヒトIgG抗体液
④標識抗体希釈液
⑤レファレンス血清（風疹ウイルス抗体陽性血清および陰性血清）
⑥濃縮洗浄液（使用時，20倍希釈する）
⑦基質液（過酸化水素水）
⑧発色液（テトラメチルベンジジンジヒドロクロリド：TMB）
⑨反応停止液（硫酸または塩酸の強酸性水）
⑨マイクロピペット（25，100，1,000 μl用）
⑩マイクロチップ
⑪自動分析装置：BEP Ⅲ一式（図V-23）
⑫インキュベータ：水浴（37±1℃）
⑬被検血清（約200 μl）
⑭RF吸着剤

＜自動分析装置：BEP Ⅲ一式を使用しない場合に必要な器具装置＞
①マイクロタイトレーションプレート用洗浄装置一式（図V-24）
②マイクロタイトレーションプレート用吸光度測定装置（図V-25）
　　測定波長：450nm，測定副波長：650nm（615～690nm）

操作法

①検査試薬・検査機器（BEP Ⅲ）の操作法に従い行う．
②操作法の概略を図V-30に示した．

図V-30 風疹ウイルスIgG抗体測定法の操作手順

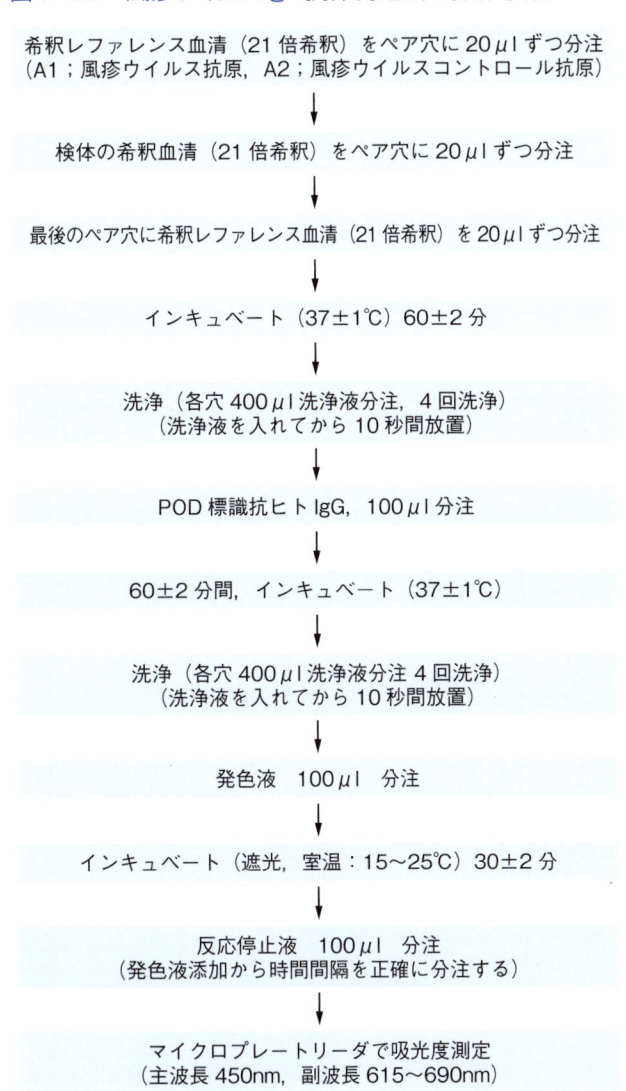

希釈レファレンス血清（21倍希釈）をペア穴に20μlずつ分注
（A1；風疹ウイルス抗原，A2；風疹ウイルスコントロール抗原）
↓
検体の希釈血清（21倍希釈）をペア穴に20μlずつ分注
↓
最後のペア穴に希釈レファレンス血清（21倍希釈）を20μlずつ分注
↓
インキュベート（37±1℃）60±2分
↓
洗浄（各穴400μl洗浄液分注，4回洗浄）
（洗浄液を入れてから10秒間放置）
↓
POD標識抗ヒトIgG，100μl分注
↓
60±2分間，インキュベート（37±1℃）
↓
洗浄（各穴400μl洗浄液分注 4回洗浄）
（洗浄液を入れてから10秒間放置）
↓
発色液　100μl　分注
↓
インキュベート（遮光，室温：15〜25℃）30±2分
↓
反応停止液　100μl　分注
（発色液添加から時間間隔を正確に分注する）
↓
マイクロプレートリーダで吸光度測定
（主波長450nm，副波長615〜690nm）

結果判定

ペア穴の吸光度差ΔA（ウイルス抗原穴の吸光度からコントロール抗原穴の吸光度を差し引いたもの）を用いて判定する．

測定の有効性の評価

各テストプレートごとに得られたレファレンス血清のΔAは，検査キットに表示されているロットごとの吸光度の上限値と下限値に入っていることを確認する．

　　下限値≦ΔA≦上限値

さらに，測定またはテストプレートの最初と最後のレファレンス血清ΔAが，その平均値の20％以内であることを確認する．

これらの条件を満たさない場合，試験が無効となる．試験が無効の場合，すべての測定をやりなおす．

測定結果の判定

BEPⅢを用いた場合，結果の判定は自動的に行われる．

マニュアルでの判定方法は以下のとおり．

①測定値の補正

再現性のよい結果を得るためには吸光度の補正を行う．試薬添付のレファレンス血清の表示値をレファレンス血清の$\varDelta A$平均値で割って補正係数を求める．

$$補正係数 = \frac{レファレンス血清の表示値}{レファレンス血清の\varDelta A平均値}$$

この補正係数を検体の$\varDelta A$に掛けて補正する．

②定性

検体を次のように判定する．

$\varDelta A$（検体）＜0.100（カットオフ値）：陰性

$\varDelta A$（検体）＞0.200（カットオフ値）：陽性

0.100≦$\varDelta A$≦0.200：再テスト

再テストによっても陽性か陰性かを決定できない場合は，その検体を"判定保留"とする．

③定量

次の場合は，抗体価の定量ができない．

検体の補正$\varDelta A$＜0.10（カットオフ値）：陰性

検体の補正前$\varDelta A$＞2.5（検体を2310倍希釈して再測定）

検体の補正$\varDelta A$≧0.10（カットオフ値）を示す検体は以下の計算式に従って算出する．

Log_{10} U/ml（抗体価）＝ $a \times (補正\varDelta A)^\beta = b$

結果の解釈　表Ⅴ-10のとおり．

計算例：	吸光度
最初のレファレンス血清の ΔA	1.374
表示吸光度の上限値と下限値の間にあるか	YES
最後のレファレンス血清の ΔA	1.188
表示吸光度の上限値と下限値の間にあるか	YES
平均値	1.281
レファレンス血清の表示値	1.024
補正係数（1.024 − 1.281）	0.799
検体の測定結果（231倍希釈）	1.780
検体の補正 ΔA	1.422
β の値	0.4016
α の値	1.6841
b	1.9398
10^b	87.0
抗体価	87.0U/ml

α および β は試薬ロットによって決まっている定数で、試薬の添付表に表示されている
抗体価の単位は、WHOのThe Second International Anti Rubella Serumに準拠している

表V-10 風疹ウイルス抗体の検査結果の解釈

検査項目	定性（補正OD）	定量			備考
		陰性	判定保留	陽性	
風疹 IgG	陰性（OD < 0.1） 判定保留（0.1 ≦ OD ≦ 0.2） 陽性（OD > 0.2）	4U/ml 以下	4U/ml 以上 8U/ml 以下	8U/ml 超	・最近の感染（初感染）の証明には特異IgM抗体の検出が必要 ・風疹抗体価10U/mlはHI法のほぼ8倍に相当する
風疹 IgM	陰性（OD < 0.1） 判定保留（0.1 ≦ OD ≦ 0.2） 陽性（OD > 0.2）				・IgM抗体陽性は最近の感染を意味する

実習項目-2 風疹ウイルス抗体（IgM抗体）の測定

測定原理 検体中の風疹ウイルス特異IgM抗体は、マイクロプレートの穴に固相化されているウイルス抗原と反応する。次いで、ペルオキシダーゼ（POD）標識抗ヒトIgM抗体が、抗原と反応したIgMと結合する。発色液を添加すると、抗体と結合している抗体と結合している酵素標識抗体の酵素により青色を呈する。反応は反応停止液の添加により黄色を呈する。呈色の強度は検体中の風疹ウイルス抗体の活性に比例する。

測定原理を**図Ⅴ-29-b**（p.104）に示した．

本法は，検体中にリウマトイド因子（RF）が存在すると偽陽性を呈することがあるため，測定前にRF吸着剤で検体中のRFを除去する．

実習準備

①テストプレート（風疹ウイルス抗原コートプレート：16穴が一対となっており，左の列は風疹ウイルスに感染したヘビーハムスター腎培養細胞（BHK21）に由来する不活性化された抗原が固相化されている．右の列には，風疹ウイルスに感染していないBHK21に由来する抗原がコントロール抗原として固相化されている．
②検体希釈液
③POD標識抗体ヒトIgM抗体液
④標識抗体希釈液
⑤レファレンス血清（風疹ウイルス抗体陽性血清および陰性血清）
⑥濃縮洗浄液（使用時，20倍希釈する）
⑦基質液（過酸化水素水）
⑧発色液（テトラメチルベンジジンジヒドロクロリド：TMB）
⑨反応停止液（硫酸または塩酸の強酸性水）
⑩マイクロピペット（25，100，1,000 μl用）
⑪マイクロチップ
⑫自動分析装置：BEPⅢ一式（**図Ⅴ-23**）
⑬インキュベータ：水浴（37±1℃）
⑭被検血清（約200 μl）
⑮RF吸着剤

＜自動分析装置：BEPⅢ一式を使用しない場合に必要な器具装置＞
①マイクロタイトレーションプレート用洗浄装置一式（**図Ⅴ-24**）
②マイクロタイトレーションプレート用吸光度測定装置（**図Ⅴ-25**）
　　測定波長：450nm，測定副波長：650nm（615～690nm）

操作法

①検査試薬・検査機器（BEPⅢ）の操作法に従い行う．
②操作法の概略を**図Ⅴ-31**に示した．

図V-31　風疹ウイルスIgM抗体測定法の操作手順

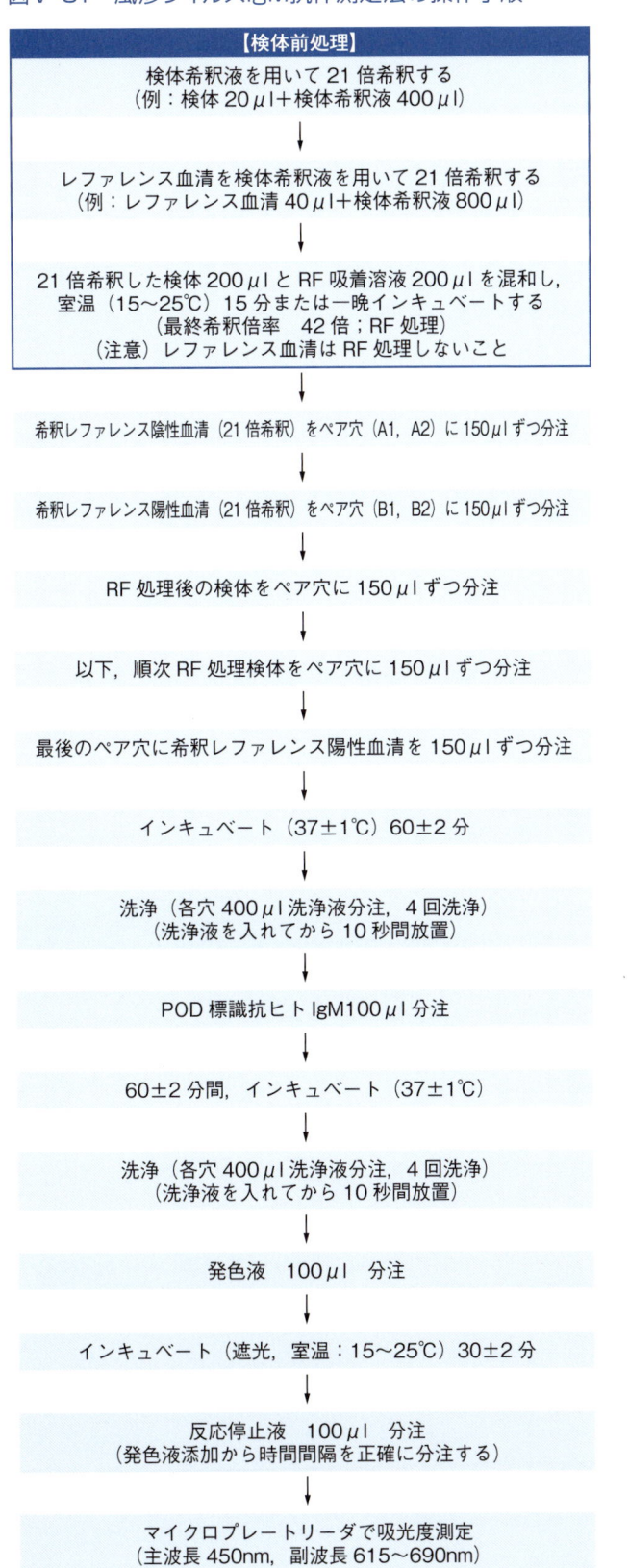

【検体前処理】

検体希釈液を用いて21倍希釈する
（例：検体20μl＋検体希釈液400μl）

↓

レファレンス血清を検体希釈液を用いて21倍希釈する
（例：レファレンス血清40μl＋検体希釈液800μl）

↓

21倍希釈した検体200μlとRF吸着溶液200μlを混和し，
室温（15〜25℃）15分または一晩インキュベートする
（最終希釈倍率　42倍；RF処理）
（注意）レファレンス血清はRF処理しないこと

↓

希釈レファレンス陰性血清（21倍希釈）をペア穴（A1, A2）に150μlずつ分注

↓

希釈レファレンス陽性血清（21倍希釈）をペア穴（B1, B2）に150μlずつ分注

↓

RF処理後の検体をペア穴に150μlずつ分注

↓

以下，順次RF処理検体をペア穴に150μlずつ分注

↓

最後のペア穴に希釈レファレンス陽性血清を150μlずつ分注

↓

インキュベート（37±1℃）60±2分

↓

洗浄（各穴400μl洗浄液分注，4回洗浄）
（洗浄液を入れてから10秒間放置）

↓

POD標識抗ヒトIgM 100μl分注

↓

60±2分間，インキュベート（37±1℃）

↓

洗浄（各穴400μl洗浄液分注，4回洗浄）
（洗浄液を入れてから10秒間放置）

↓

発色液　100μl　分注

↓

インキュベート（遮光，室温：15〜25℃）30±2分

↓

反応停止液　100μl　分注
（発色液添加から時間間隔を正確に分注する）

↓

マイクロプレートリーダで吸光度測定
（主波長450nm，副波長615〜690nm）

結果判定

ペア穴の吸光度差⊿A（ウイルス抗原穴の吸光度からコントロール抗原穴の吸光度を差し引いたもの）を用いて判定する．

測定の有効性の評価

各テストプレートごとに得られたレファレンス血清の⊿Aは，検査キットに表示されているロットごとの吸光度の上限値と下限値に入っていることを確認する．

　　　下限値≦⊿A≦上限値

さらに，測定またはテストプレートの最初と最後のレファレンス血清⊿Aが，その平均値の20%以内であることを確認する．

レファレンス血清の⊿Aが0.1未満であること．

これらの条件を満たさない場合，試験が無効となる．試験が無効の場合，すべての測定をやりなおす．

測定結果の判定

BEPⅢを用いた場合，結果の判定は自動的に行われる．

マニュアルでの判定方法は下記のとおり．

①定性

　検体を次のように判定する．

　　⊿A（検体）＜0.100（カットオフ値）：陰性

　　⊿A（検体）＞0.200（カットオフ値）：陽性

　　0.100≦⊿A≦0.200：再テスト

　再テストによっても陽性か陰性かを決定できない場合は，その検体を"判定保留"とする．

　検体の⊿Aの代わりに，次式で示す吸光度補正を⊿Aに乗じた補正の⊿Aを用いて判定したほうが，より正確な検査が得られる．

$$補正係数 = \frac{レファレンス血清の表示⊿A}{レファレンス血清の⊿A平均値}$$

結果の解釈

表Ⅴ-10（p.107）のとおり．

C. 自己抗体検査

目的
自己免疫疾患者の血清中には種々の自己抗体が産生され，代表的自己抗体に抗核抗体がある．抗核抗体には，抗DNA抗体，抗ENA抗体（抗RNP，抗Sm，抗SS-A，抗SS-B，抗Scl-70）があり，ELISA法で測定される．実習ではこれらの抗体の測定方法と測定技術を習得する．

測定原理

抗DNA抗体
抗DNA抗体には，二本鎖DNA抗体（ds-DNA抗体）と一本鎖DNA抗体（ss-DNA抗体）がある．

抗ds-DNA抗体：固相化DNA抗原（λファージ由来：大腸菌を用いた遺伝子工学により生成されたDNAで，リコンビナント抗原という）に検体中のds-DNA抗体が反応する．未反応物質を洗浄除去後，酵素標識抗ヒトIgGを添加する．血清中のds-DNA抗体はサンドイッチ形式で免疫複合体が形成される．未反応物質を洗浄除去後，基質液を添加すると酵素反応により発色する．この発色量を測定し血清中のds-DNA抗体量を求める．測定原理を図V-32に示した．

抗ss-DNA抗体：抗ss-DNA抗体もλファージ由来のリコンビナント抗原（ss-DNA）を用い，測定原理はds-DNA抗体と同じある．

抗ENA抗体
抗RNP抗体：抗原はリコンビナント蛋白質（RNPリコンビナント70K蛋白質，RNPリコンビンナントA蛋白質，RNPリコンビナントC蛋白質）を固相化している．
抗Sm抗体：抗原にSm成分を固相化している．
抗SS-A抗体：抗原にSS-A/Ro成分を固相化している．
抗SS-B抗体：抗原にSS-B/Laリコンビナント蛋白質を固相化している．
抗Scl-70抗体：抗原にScl-70リコンビナント蛋白質を固相化している．
測定原理は上記と同じある．

図V-32 自己抗体検査の測定原理（ELISA法）

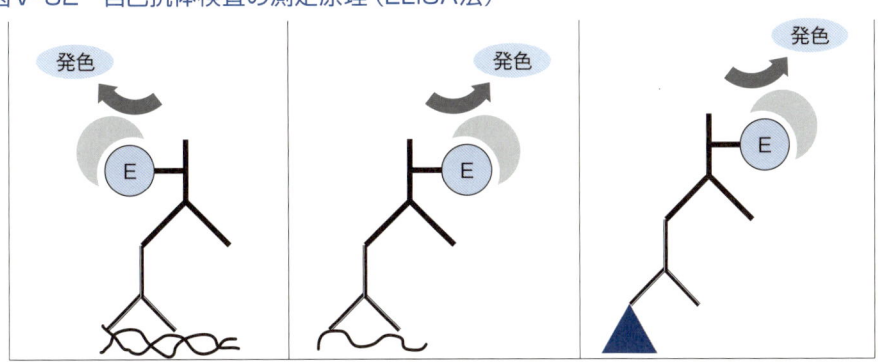

凡例：
- ds-DNA 抗原
- ss-DNA 抗原
- 検体中の抗体
- 酵素標識抗体
- 酵素基質
- ENA 抗原

実習準備

①自己抗体測定用試薬一式（MBL社）

抗ds-DNA抗体測定試薬（Mesacup DNA-Ⅱテスト「ds」），抗ss-DNA抗体測定試薬（Mesacup DNA-Ⅱテスト「ss」），抗RNP抗体測定試薬（Mesacup-2テスト RNP），抗Sm抗体測定試薬（Mesacup-2テスト Sm），抗SS-A抗体測定試薬（Mesacup-2テスト SS-A），抗SS-B測定試薬（Mesacup-2テスト SS-B），抗Scl-70抗体測定試薬（Mesacup-2テスト Scl-70）．各試薬の構成内容を表V-11に示した．

表V-11 自己抗体測定用試薬の構成内容

検査項目	抗 ds-DNA	抗 ss-DNA	抗 RNP	抗 Sm	抗 SS-A	抗 SS-B	抗 Scl-70
固相抗原	λファージ由来 ds-DNA	λファージ由来 ss-DNA	RNAリコンビナント70K, A, C蛋白質	Sm画分	SS-A/Ro蛋白質	SS-B/Laリコンビナント蛋白質	Scl-70リコンビナント蛋白質
標準品	WHO first international standard 1985 に準拠	WHOに準拠しない独自の単位	二重免疫拡散法陽性検体の吸光度を測定し，その吸光度の1/2を示す検体を Index = 100 とする				
表示単位	U/ml	AU/ml（Arbitatary U/ml）	Index 値				
酵素標識抗体	POD標識マウス抗ヒトIgGモノクローナル抗体	POD標識マウス抗ヒトIgGモノクローナル抗体	POD標識抗ヒトイムノグロブリンポリクローナル抗体（ヤギ）				
酵素基質液	3,3', 5,5' テトラメチルベンチジン／過酸化水素						
反応停止液	1N 塩酸水（または 1N 硫酸水）						
洗浄液	界面活性剤を含むリン酸緩衝食塩水						

操作法

①検査試薬の使用書に従い行う．
②操作法の概略を図V-33に示した．

図V-33 自己抗体検査の操作手順（抗DNA，抗ENA抗体各項目共通）

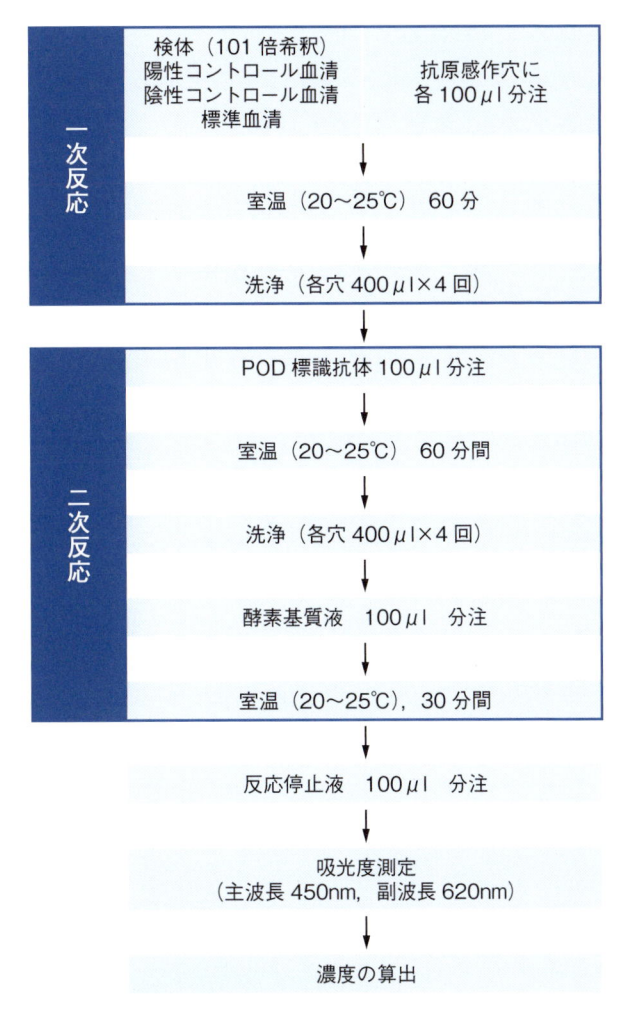

一次反応
- 検体（101倍希釈）／陽性コントロール血清／陰性コントロール血清／標準血清　抗原感作穴に各100μl分注
- ↓
- 室温（20〜25℃）60分
- ↓
- 洗浄（各穴 400μl×4回）

二次反応
- POD標識抗体 100μl分注
- ↓
- 室温（20〜25℃）60分間
- ↓
- 洗浄（各穴 400μl×4回）
- ↓
- 酵素基質液　100μl　分注
- ↓
- 室温（20〜25℃），30分間

↓
反応停止液　100μl　分注
↓
吸光度測定（主波長450nm，副波長620nm）
↓
濃度の算出

判定

① 抗ds-DNA抗体の基準範囲：12.0 U/ml以下
② 抗ss-DNA抗体の基準範囲：25 AU/ml以下
③ 抗ENA抗体（抗RNP，抗Sm，抗SS-A，抗SS-B，抗Scl-70）の算出
　下記の式を用いてIndex値を算出する．

$$\text{Index値} = \frac{\text{検体の}A_{450} - \text{標準血清1の}A_{450}}{\text{各ENA抗体標準血清2の}A_{450} - \text{標準血清1の}A_{450}}$$

Index値による判定

判定	抗 RNP	抗 Sm	抗 SS-A/Ro	抗 SS-B/La	抗 Scl-70
陰性	15 未満	7 未満	10 未満	15 未満	16 未満
±	15 以上 22 未満	7 以上 30 未満	10 以上 30 未満	15 以上 25 未満	16 以上 24 未満
陽性	22 以上	30 以上	30 以上	25 以上	24 以上

結果の解釈

①抗ds-DNA抗体高値:SLE,他のリウマチ性疾患.特にSLEの活動期に有意な高値を示す.

②抗ss-DNA抗体高値:SLE,他のリウマチ性疾患.特にSLEの再燃時に有意な高値を示す.

③抗RNP抗体高値:混合性結合組織病(MCTD),SLEほか.

④抗Sm抗体高値:SLE(SLEの疾患標識抗体として診断価値が高い).

⑤抗SS-A抗体高値:シェーグレン症候群にSLE重複,乾燥症候群,MCTD重複群などを併発している場合に陽性率が高い.

⑥抗SS-B抗体高値:シェーグレン症候群単独で陽性率が高い.

⑦抗Scl-70抗体高値:全身性強皮症で陽性率が高い.

(望月照次)

2 イムノクロマトグラフィ法（肝炎ウイルス）

実習名

イムノクロマトグラフィ法によるB型肝炎ウイルス関連抗原（HBs抗原，HBs抗体）の検出

目的

肝炎ウイルスを例に，イムノクロマトグラフィ法の測定原理，判定方法，結果の解釈などを習得する．

測定原理

HBs抗原・抗体の検出（図V-34）

検体中のHBs抗原（抗体）と酵素標識HBs抗体（抗原）が結合して複合体が形成される．この複合体が膜上を展開していくと，あらかじめ膜上に固定されたHBs抗体（抗原）と複合体のHBs抗原（抗体）が結合し，HBs抗体（抗原）・HBs抗原（抗体）・酵素標識抗HBs抗体（抗原）のHBs抗原（抗体）を介した3者のサンドイッチ複合体が形成される．同時に，標識抗体の酵素と基質が反応し酵素反応により発色する．判定はこの発色の有無を肉眼で観察する．

図V-34 測定原理．HBs抗原の検出例

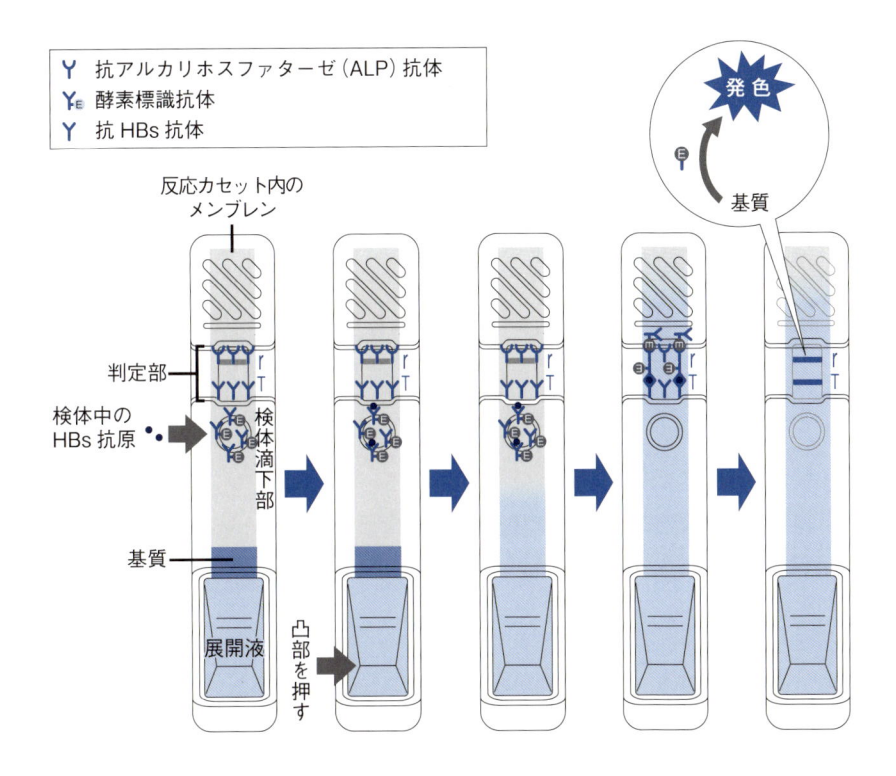

実習準備

検体

①B型肝炎ウイルス関連マーカー（HBs抗原・HBs抗体）陽性血清，陰性血清（正常者血清）

試薬・備品

①イムノクロマトグラフィ用試薬（HBs抗原・抗体検出用の市販検査試薬）
②マイクロピペット
③マイクロチップ

操作法

使用する専用検査試薬（エスプラインHBsAg，エスプラインHBsAb-N：富士レビオ社）の操作法に従って行う（図Ⅴ-35）．

図Ⅴ-35 操作法

①反応カセットをアルミ袋から取り出す

〈反応カセット〉

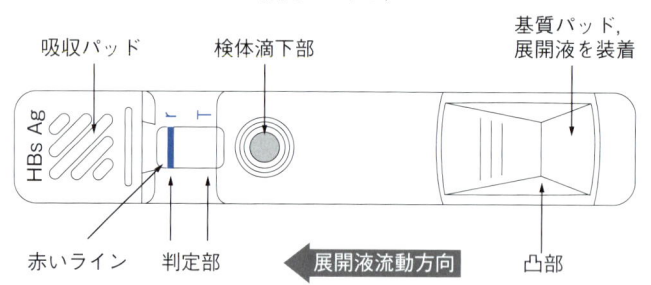

吸収パッド　検体滴下部　基質パッド，展開液を装着
HBs Ag
赤いライン　判定部　◀展開液流動方向　凸部

r：レファレンスライン発色部
T：HBs抗原判定ライン発色部

②反応カセット判定部の赤いラインが「r」の文字の範囲内にあることを確認する．「r」の文字の範囲内に赤いラインがないカセットや，ラインが消失しているカセットは使用しない

③マイクロピペットで血清 25μl を分取し，反応カセットのサークル内の紫色の検体滴下部へ滴下する

④検体滴下後すみやかに反応カセットの凸部を押して反応を開始する．このとき，凸部が完全に押し込まれたことを確認する

凸部押し込み後

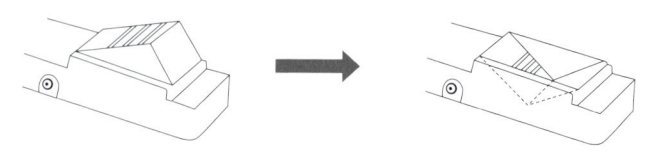

⑤多湿の条件を避け，室内温度（20〜37℃）で 15 分間水平に静置し，判定部のライン（発色）の有無を観察する

判定方法

使用する検査試薬の判定方法に従って行う（図Ⅴ-36）．

図Ⅴ-36　判定方法

陽性：青色のレファレンスラインが認められ，青色の判定ラインが認められた場合
陰性：青色のレファレンスラインが認められ，青色の判定ラインが認められなかった場合

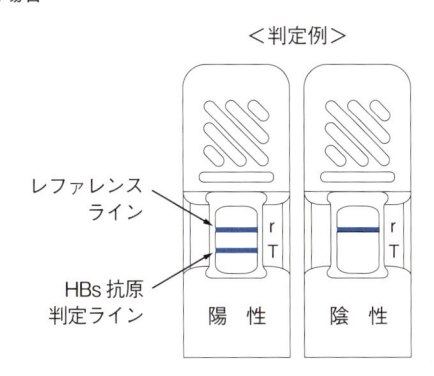

＜判定例＞

レファレンスライン
HBs抗原判定ライン
陽　性　　陰　性

＜判定上の注意事項＞
　判定ラインの発色にかかわらず，青色のレファレンスラインが認められなかった場合は，測定操作が不適当であったか，反応カセット内での反応が成立しなかったなどの可能性が考えられるので，新しい反応カセットを用いて再度検査を行う．ただし，高濃度陽性検体で判定ラインが非常に強く発色した場合，色素が多量に蓄積し，レファレンスラインの出現が確認しにくい，または確認できない場合がある．この場合，検体を生理食塩液で100倍に希釈し，再度試験を行うか，他法での確認を行う

結果の評価

・レファレンス部位：発色，判定部位：発色なし⇒陰性と判定
・レファレンス部位：発色，判定部位：発色あり⇒陽性と判定
・レファレンス部位：発色なし，判定部位：発色あり⇒判定保留
・レファレンス部位：発色なし，判定部位：発色なし⇒判定保留

レフアレンス部位に発色を認めれば反応が正しく行われていると判断され，検査結果の判定が可能となる．

レファレンス部位に発色を認めない場合，検体・免疫複合体・試薬などが正しく展開していない可能性があるため，判定保留とする．

注意点

レファレンス部位に発色が認められない現象の原因は下記のとおりである．

①膜上に反応液が展開できない：検体の血漿粘度が高いと膜上で浸透できなくなる（展開不良）．
②試薬の劣化：有効期限を確認する．
③正しい操作を行っていない．

検討課題

①検体が展開できない原因を調べよ．
②他法との検出感度を比較せよ．

（望月照次）

3 イムノブロット法（AIDS）

目的

ポリアクリルアミドゲル（PAG）を用いた電気泳動法は，蛋白質を分離，精製するための標準法となっているが，特定の蛋白質の活性をこのゲル上でみるのは非常に困難を伴う．そこで，PAGから，ある不活性の膜に蛋白質を転写し，蛋白質の電気泳動パターンのレプリカを作製し，その膜上で種々の反応を起こさせる方法が考え出された．この方法はイムノブロット法（ウエスタンブロッティング法とも称される）と呼ばれ，蛋白質のきわめて有用な分析法の一つとして広範に利用されている．

本実習では，イムノブロット法によるヒト免疫不全症ウイルス（HIV）-1抗体の確認を市販のキットを用いて行う．

実習前の基礎知識

①イムノブロット法の原理について述べることができる．
②HIVとは何かについて述べることができる．
③HIV-1とHIV-2の相違点について述べることができる．

実習目標

①イムノブロット法の操作ができる．
②明瞭な発色バンドを得ることができる．
③陰性コントロールは陰性に，陽性コントロールは陽性に判定できる．

実習内容

（個人またはグループで行う）

①試薬調製→ニトロセルロース膜上に検体添加→洗浄→酵素標識抗体添加→洗浄→発色剤添加→判定→評価
②キット添付文書の写真を参考に，陽性コントロールのバンドの名称と判定基準を学ぶ．

測定法

イムノブロット法によるHIV-1抗体の確認

実習内容

HIV-1抗体が存在した場合はニトロセルロース膜にバンド（青紫色）が出現する．このバンドの位置は各構成蛋白の分子量により分かれており，ウイルスの各構成蛋白は**表V-12**のとおりである．
WHO判定基準に従って，**表V-13**のとおり判定を行う．

表V-12　ウイルスの各構成蛋白

名　称	遺伝子	性　質		WB法バンドの特徴
GP160	ENV	糖蛋白質		明瞭なバンド
		GP110/120，GP41の前駆体		
GP110/120	ENV	膜構成糖蛋白質		幅広いバンド
P68	POL	逆転写酵素		狭い明瞭なバンド
P55	GAG	core（核）蛋白質の前駆体		ペアーバンド（上）
P52	POL	逆転写酵素		ペアーバンド（下）
GP41	ENV	膜貫通糖蛋白質		幅広いバンド
P40	GAG	core（核）蛋白質の前駆体		明瞭なバンド
P34	POL	エンドヌクレアーゼ		明瞭なバンド
P24/25	GAG	core（核）蛋白質		明瞭な幅広いバンド
P18	GAG	core（核）蛋白質		不鮮明なバンド

表V-13　WHOのウエスタンブロット法判定基準

判　定	プロファイル
陽性	2本以上のENVバンド
判定保留	陰性・陽性と判定されない
陰性	HIV特異バンドが出現しない

測定原理　電気泳動によって分画したHIV-1のウイルス構成蛋白をニトロセルロース膜に転写し，膜上の各構成蛋白と検体中の抗HIV-1抗体を抗原抗体反応させる．次に，酵素標識した抗ヒトIgG抗体を加えて反応させたあと，発色剤を加えて検体中の抗体を発色させる．イムノブロット像の参考写真を使ってバンドを同定し，WHOの判定基準に従って陽性・判定保留・陰性の判定をする．

器具
- 振盪装置（4℃で振盪できること）
- 吸引ポンプ（アスピレータ）
- マイクロピペット（20μl）
- ピペット（2ml）
- メスシリンダ（100ml）
- ビーカー（100ml）
- ピンセット（プラスチック製）
- 使い捨て手袋

試薬
- 市販のヒト免疫不全症ウイルス1抗体確認キット（ラブブロット1：富士レビオ社）
このキットには，すでにHIV-1のウイルス構成蛋白を転写したニトロ

セルロース膜が入っており，電気泳動が省略化されている．

キットの構成： ストリップ状のHIV-1ウイルス蛋白質含有ニトロセルロース膜片
トリス緩衝液を主成分とした洗浄液原液
陰性コントロール（HIV抗体陰性ヒト血清）
陽性コントロール（不活化HIV-1抗体含有ヒト血清）
酵素標識抗体（アルカリホスファターゼ標識抗ヒトIgG抗体）
発色剤（5-ブロモ-4-クロロ-3-インドリルリン酸，ニトロブルーテトラゾリウム）

・精製水
・次亜塩素酸ナトリウム

検体

市販キットに付属している陽性コントロール（不活化HIV-1抗体含有ヒト血清），陰性コントロール（HIV抗体陰性ヒト血清）を使用する．

操作方法

操作手順を図V-37に示す．
＜留意事項＞
①洗浄液は精製水で希釈しても不溶性の浮遊物があるが，そのまま使用する．
②試料を添加する場合は，洗浄液がトレイに入った状態で行う．
③洗浄操作では，膜が乾燥しないように気をつける．
④発色剤を添加後，発色しすぎないように観察しながら反応停止を行う．
⑤ニトロセルロース膜の先端が強く発色していることを確認する．抗IgG抗体がブロットされており，発色液が適切に添加されたか確認するためである．

結果

キット添付の写真（図V-38）を参考に，陽性コントロールのバンドの分子量と名称を確認する．

評価

①発色バンドについてグループ班で検討する．
②ENVバンドが判定基準としてなぜ重要なのか，各自レポートにまとめる．

図Ⅴ-37　操作手順

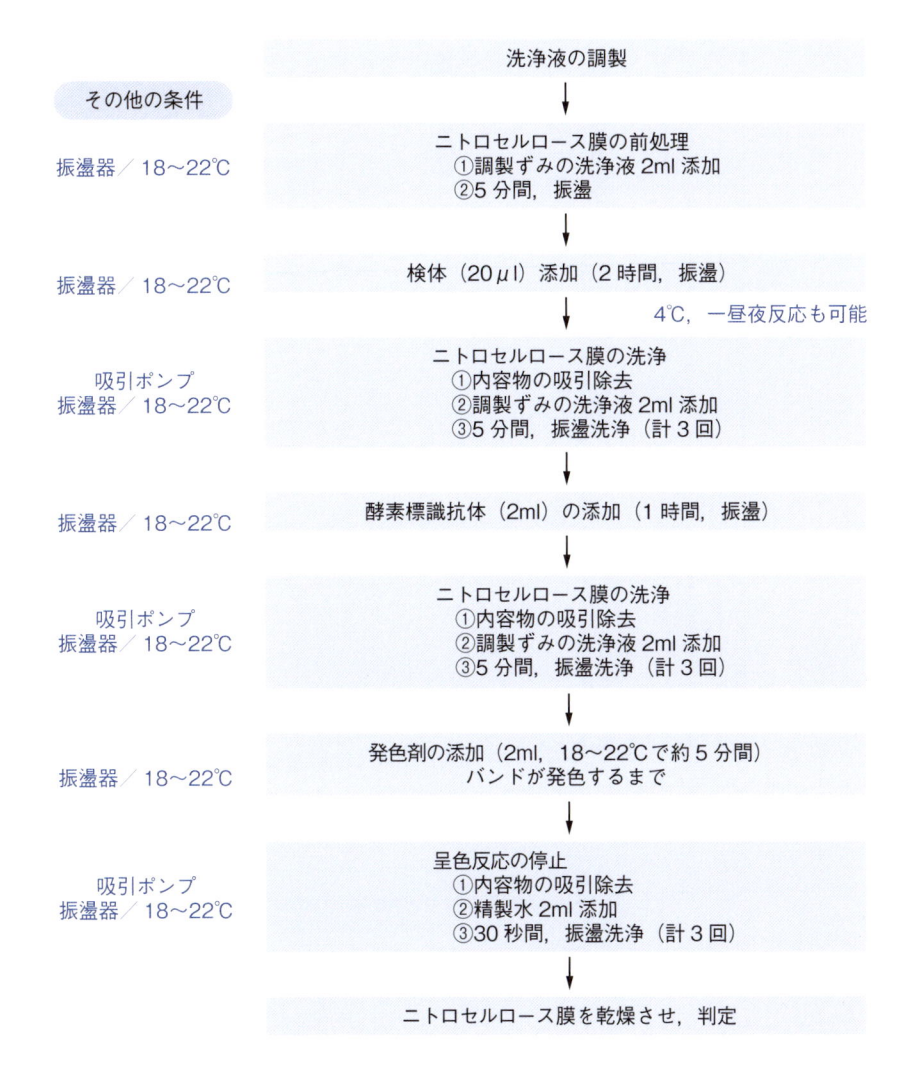

その他の条件	
	洗浄液の調製
振盪器／18〜22℃	ニトロセルロース膜の前処理 ①調製ずみの洗浄液 2ml 添加 ②5 分間，振盪
振盪器／18〜22℃	検体（20μl）添加（2 時間，振盪） 　　　　　　　　　　4℃，一昼夜反応も可能
吸引ポンプ 振盪器／18〜22℃	ニトロセルロース膜の洗浄 ①内容物の吸引除去 ②調製ずみの洗浄液 2ml 添加 ③5 分間，振盪洗浄（計 3 回）
振盪器／18〜22℃	酵素標識抗体（2ml）の添加（1 時間，振盪）
吸引ポンプ 振盪器／18〜22℃	ニトロセルロース膜の洗浄 ①内容物の吸引除去 ②調製ずみの洗浄液 2ml 添加 ③5 分間，振盪洗浄（計 3 回）
振盪器／18〜22℃	発色剤の添加（2ml，18〜22℃で約 5 分間） バンドが発色するまで
吸引ポンプ 振盪器／18〜22℃	呈色反応の停止 ①内容物の吸引除去 ②精製水 2ml 添加 ③30 秒間，振盪洗浄（計 3 回）
	ニトロセルロース膜を乾燥させ，判定

図V-38　キット添付の写真

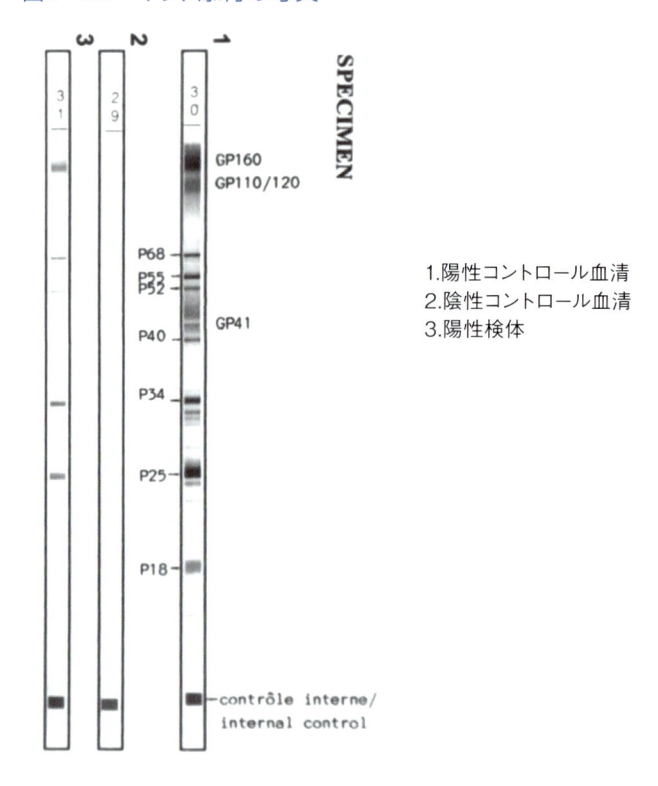

1.陽性コントロール血清
2.陰性コントロール血清
3.陽性検体

文献：
1）窪田哲朗ほか：臨床検査学講座／免疫検査学．医歯薬出版，2008，69〜70．
2）吉原なみ子：HIV抗体検査法とRNA定量法．臨床と微生物，25：295〜299，1998．

（藤田清貴・川崎健治）

V 免疫検査法 ＜用手法＞

7 蛍光抗体法

1 抗核抗体検査

実習準備

4人で1グループ

①抗核抗体検査用キット（フルオロHEPANA-2テスト：MBL社）の準備
- HEp-2細胞基質スライド（以下，基質スライド）：1グループで8穴使用
- FITC（fluorescein isothiocyanate）標識抗ヒト免疫グロブリン（ヤギ）
- 対照陽性血清
- 対照陰性血清
- PBS末
- 封入剤（グリセロール溶液）
- カバーガラス

②湿潤箱：グループごとに準備

③PBS液：PBS末を精製水で溶解し，グループで1,000mlを作製

④陽性検体（2種類の検体）：入手が困難な場合は抗核抗体管理血清のみで実施

⑤抗核抗体管理血清（HEPASERA-2：MBL社）

*HEp-2細胞：ヒト喉頭癌由来の培養細胞で，核が大きく染色型も詳細に観察できる．また，種々の細胞周期が混在しているため，細胞周期に関連している抗原に対する抗体の検出も可能である．

到達目標

①蛍光色素（FITC）の特性や蛍光抗体法の原理を理解する．
②抗核抗体の対応抗原の種類と関連疾患との関係を把握する．
③基本的な染色型が鑑別でき，この染色型に対応する特異抗核抗体との関連を把握する．
④抗核抗体関連検査のなかで間接蛍光抗体法がよく用いられる理由を理解する．

原理

（図Ⅴ-39）

①一次反応：HEp-2細胞の核成分と抗核抗体とが反応する．
②二次反応：抗核抗体であるヒト免疫グロブリンとFITC標識抗ヒト免

疫グロブリンとが反応する．

③FITCの特性：480～495nmの励起光で励起状態となり，500～537nmの蛍光を発する．最もよく使用されている蛍光色素．

図Ⅴ-39　間接蛍光抗体法の原理

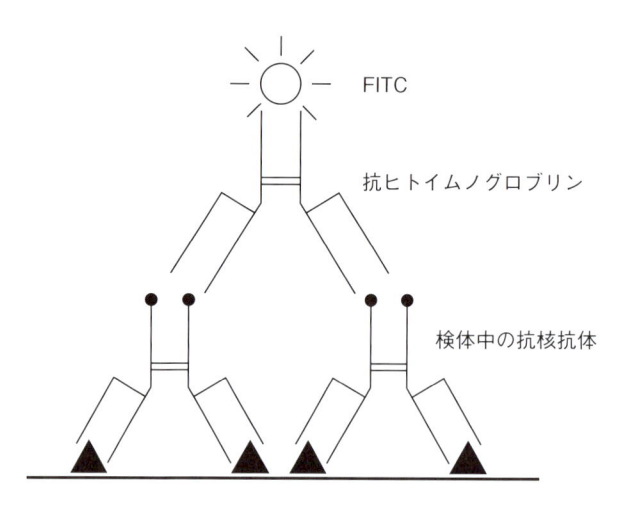

```
          FITC
          抗ヒトイムノグロブリン
          検体中の抗核抗体
          細胞核の抗原決定基
```

操作法

① 検体の希釈：2種類の検体をPBS液で40倍に希釈する（定性試験）

② 検体の滴下：基質スライドのウェルに希釈検体，対照陽性・対照陰性血清および管理血清を30〜40μlずつ滴下する
　→ 滴下した検体が隣のものと混ざり合わないように十分注意する

③ 一次反応：湿潤箱中で37℃，30分間反応させる
　→ 以下の操作で基質スライドを乾燥させないように注意する

④ 洗浄：基質スライドの血清をPBS液の入った洗浄ビンで洗い流してから染色カゴに入れて，1回目5分間，2回目5分間，3回目5分間振盪洗浄する
　→ 濾紙で余分な水分は十分取り除くこと

⑤ 標識抗体の滴下：基質スライドを湿潤箱に戻し，FITC標識抗ヒトイムノグロブリンを各ウェルに1滴ずつ滴下する

⑥ 二次反応：再び湿潤箱中で37℃，30分間反応させる

⑦ 洗浄：基質スライドの血清をPBS液の入った洗浄ビンで洗い流してから染色カゴに入れて，1回目3分間，2回目5分間，振盪洗浄する
　→ 濾紙で余分な水分は十分取り除くこと

⑧ 封入：封入剤で封入する

⑨ 鏡検：蛍光顕微鏡（200倍）で観察し，判定する
　→ デジタル画像で撮影し，レポートに貼付する

結果 基本的な染色型は図V-40〜-44のとおりである（MBL社提供）．

図V-40　陰性

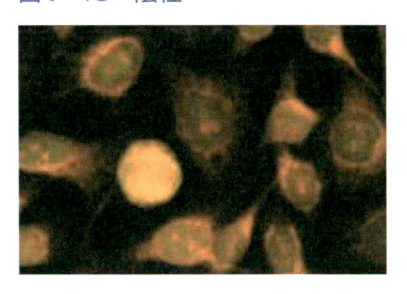

図V-41　homogeneous型（均質型）
細胞周期の間期核に均質な染色を示す．分裂像のM期クロマチンも均一に染色されるのが特徴である．検体中に抗DNA抗体や抗DNA-ヒストン複合体抗体が存在する

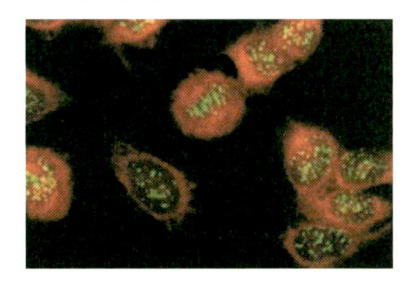

図V-42　speckled型（斑紋型）
細胞周期の間期核は顆粒状にざらついた染色を示し，核小体が染色されないことが多い．分裂像のM期クロマチンは染色されない場合が多い．検体中には抗ENA抗体が存在する

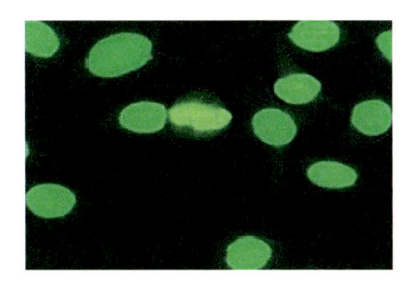

図V-43　centromere型（セントロメア型）
細胞周期の間期核は微細な顆粒状に染色される．分裂像のM期クロマチン部分にも整列した顆粒状の染色を認める．検体中には抗セントロメア抗体が存在する

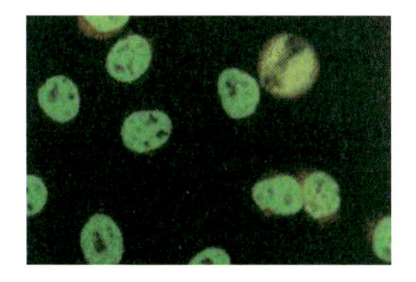

図V-44　nucleolar型（核小体型）
細胞周期の間期核の核小体が染色される．分裂像のM期クロマチンの染色は一定でない．検体中には抗核小体抗体が存在する

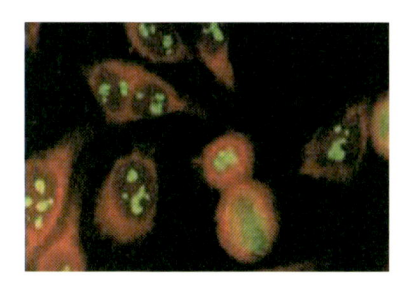

抗核抗体検査の従来の分類とICAP（International Consensus on ANA Patterns）分類の対応関係

・従来の辺縁型と均質型は均質型に統合された．
・discrete speckled型はcentromere（セントロメア）型に変更された．

（木寺英明）

V 免疫検査法 <用手法>

8 免疫電気泳動検査

目的

免疫電気泳動とは，ゲル内沈降反応の一つの様式であって，抗原抗体反応にあずかる反応因子（抗原または抗体，その両方）が電気泳動法によって分離される過程とゲル内沈降反応とが組み合わされた分析方法を総称している．一般的には，免疫電気泳動法という場合，Grabar-Williamsの方法を指す．蛋白成分の質的な変化，特に免疫グロブリンが均一な成分として血中に増量した場合の単一クローン性（monoclonal；M）蛋白の同定，型判定，尿中ベンス ジョーンズ蛋白（BJP）の有無やその型を判定するうえで重要な検査法である．また，未知の蛋白の同定やその電気的移動度などを知るうえでも有力な手段として用いることができる．

本実習では，免疫電気泳動により形成される沈降線の判読法を学び，M蛋白の同定および型判定を行う．

実習前の基礎知識

①免疫電気泳動法の原理について述べることができる．
②免疫グロブリンの増加において単一クローン性と多クローン性の相違を述べることができる．
③M蛋白について述べることができる．
④悪性に増加するM蛋白の病態とは何かについて述べることができる．
⑤BJPの性状および臨床的意義について述べることができる．
⑥H鎖病について述べることができる．

実習目標

①免疫電気泳動法の一連の操作ができる．
②明瞭な沈降線を得ることができる．
③形成された沈降線から目的蛋白質の増減を判定できる．
④M蛋白の同定および型判定ができる．

実習内容

（グループで行う）
①試薬調製→検体塗布→電気泳動→スポット染色・抗血清注入→抗原抗体反応→脱蛋白・脱塩→染色→脱色→乾燥→判定→評価
②形成された沈降線から目的蛋白質の増減の判読基準について学ぶ.
③M蛋白の同定および型判定法について学ぶ.

測定法

免疫電気泳動法によるM蛋白の同定

判読基準

■ 指標となる5種類の沈降線

正常ヒト血清の泳動パターンで容易に判別できる特徴ある沈降線は5つある．それらは血中に比較的多量に含まれ，各蛋白分画の領域における主成分で沈降線を判読する際に役立つ．すなわち，陽極側よりアルブミン（Alb），α_1領域ではα_1-アンチトリプシン（α_1-AT），α_2領域ではα_2-マクログロブリン（α_2-M），β領域ではトランスフェリン（Tf），そしてγ領域ではIgGである（**図V-46**）．

■ 沈降線の同定および増減の判定法

一般的な同定法は抗ヒト全血清と特異抗血清を用いる．後者では1つの沈降線が出現するので，正常者の沈降線と対比して目的とする沈降線を同定する．

沈降線の増減は，①沈降線の囲む面積，②沈降線の太さおよび濃さ，③沈降線の長短，など総合的に観察し判定する．

■ M蛋白の同定法

M蛋白は，免疫電気泳動検査で正常の免疫グロブリンの沈降線とは異なる形態（M-bow）を呈するか，全く新しい沈降線として観察される．

H鎖の同定

抗ヒト全血清により，移動度および沈降線の形態などからM蛋白のクラスを推測しえたならば，それに対する特異抗血清を用いて同定する．

図V-46 5種類の沈降線

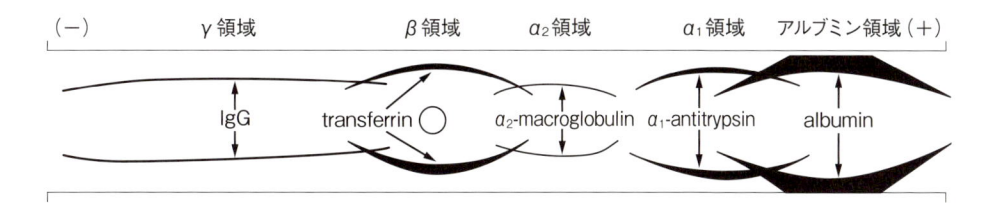

図V-47 IgG-λ型M蛋白

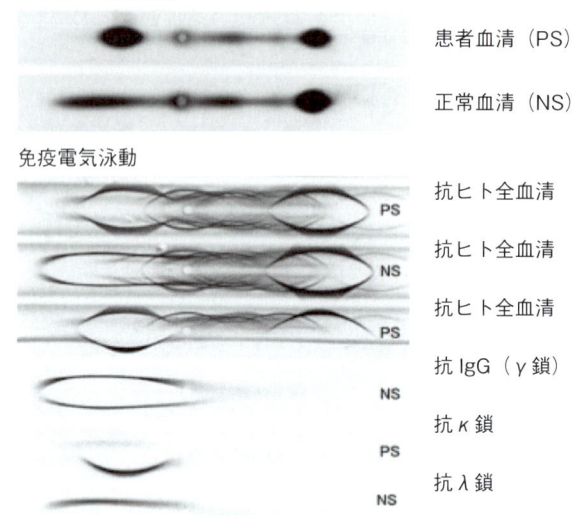

スポット電気泳動
患者血清（PS）
正常血清（NS）

免疫電気泳動
抗ヒト全血清 PS
抗ヒト全血清 NS
抗ヒト全血清 PS
抗IgG（γ鎖）NS
抗κ鎖 PS
抗λ鎖 NS

すなわち，抗IgG（γ鎖），抗IgA（α鎖），抗IgM（μ鎖），抗IgD（δ鎖），抗IgE（ε鎖）のいずれかである．もし，M蛋白がこれら抗H鎖血清のいずれとも反応しない場合は，BJPが最も疑われるので，抗L鎖血清により確認する．

L鎖の同定

免疫グロブリンのL鎖に対する特異抗血清として抗κ鎖・抗λ鎖血清の2種類があるので，これらの抗血清を用いてM蛋白のL鎖のタイプを同定する．抗L鎖血清はM蛋白の同定には不可欠であり，H鎖病にみられるH鎖蛋白の同定においては，抗L鎖血清に反応しないことを必ず確認する（図V-47）．

測定原理
寒天ゲル平板の試料孔に抗原試料（血清）を入れ，支持体電気泳動を行う．抗原（蛋白）成分が適度に分離したところで泳動方向に切った溝の中に抗血清を流し込む．乾燥しないように湿潤箱に静置すると，抗原・抗体が支持体内に拡散し，両者が出合ったところで抗原抗体反応が起こる．その結果，各蛋白成分の位置に対応して弧状の沈降線が現れる．

器具
・電気泳動槽：専用のアーチ型泳動槽のほか，セ・ア膜電気泳動用の泳動槽も利用できる．
・90V定電圧装置
・マイクロピペット（1〜40μl）
・湿潤箱

- マグネチックスターラ
- 使い捨て手袋
- 染色バット
- ガラス板（10×10cm）
- 濾紙（10×10cm）
- ビーカー（100〜1,000ml）
- メスシリンダ（50〜1,000ml）

試薬

- 免疫電気泳動用ゲルフィルム：市販キット（IEPフィルム：ヘレナ研究所）を用いる．
- 電気泳動用緩衝液：バルビタール緩衝液（pH8.6, 0.05〜0.07M）を用いる．この緩衝液は，調製ずみのものや一定量の蒸留水で溶解する粉末のものなどが市販されているので，それらを用いると便利である．バルビタール緩衝液（pH8.6, 0.06M）を自家調製する場合は次のような処方で行う．

    バルビタール酸　　　1.84g（溶けにくいため，必ず先に溶解させる）
    バルビタールナトリウム　10.3g
    蒸留水で全量1,000mlとする．

- 抗血清：抗ヒト全血清，抗ヒトIgG（γ鎖），抗ヒトIgA（α鎖），抗ヒトIgM（μ鎖），抗ヒトκ鎖，抗ヒトλ鎖血清
- 固定液（10％酢酸）
- 0.5％ニグロシン染色液

    ニグロシン水溶型　　　2.5g
    （colour index：50420）
    メタノール　　　　　250ml
    酢酸　　　　　　　　50ml
    蒸留水で全量500mlとし，濾過して使用する．

- 生理食塩液（0.85％塩化ナトリウム溶液）
- ブロモフェノールブルー（BPB）溶液：生理食塩液1mlに対しBPB粉末数mg（耳かき程度の量）を溶解させる．

＊抗血清は多くのメーカーから市販されているが，高力価で交差反応がないものを選択する．われわれは，抗ヒト全血清は富士レビオ社，他の特異抗血清はMBL社のものを使用している．

検体

M蛋白血清，および対照として正常ヒト血清を用いる．

操作方法

泳動槽の準備

バルビタール緩衝液を7分目程度泳動槽に入れ，泳動槽のセンター部分上に付着している余分な緩衝液をティッシュペーパーなどで拭き取る．

試料の塗布

① IEPゲルプレートをアルミ袋から取り出し，ゲル面に触れないように手ではがし，平らな場所へ置く．
② 図Ⅴ-48を参考にしながら，マイクロピペットで患者血清と対照の正常血清をそれぞれ交互に1μlずつ塗布する．このとき，スポット電気泳動レーンにおける正常血清には，あらかじめBPB溶液を1/10容混和させたものを用いる．
③ 試料が完全にしみ込むまで約2分間静置する．

電気泳動

① IEPゲルプレートを電気泳動槽にセットする．電気泳動槽との接続にスポンジを用いる場合は，必ずゲル面を下にしてスポンジに密着させる．このとき，ゲルプレートの（＋）極・（－）極と電気泳動槽の（＋）極・（－）極が合うように確認する．
② 90V定電圧で電気泳動を行い，BPBと結合したアルブミンの泳動距離が，塗布点から約24mmになった時点で泳動を終了する（約40～60分）．

切り離し・スポット電気泳動レーン蛋白染色

① 泳動終了後，電気泳動槽からIEPゲルプレートを取り出す．下部2レーンはスポット電気泳動用とし，ハサミで切り離す．
② 切り離したゲルプレートはゲル面を上にして染色バットに移し，10%酢酸溶液で20分間，蛋白固定を行う．

図Ⅴ-48

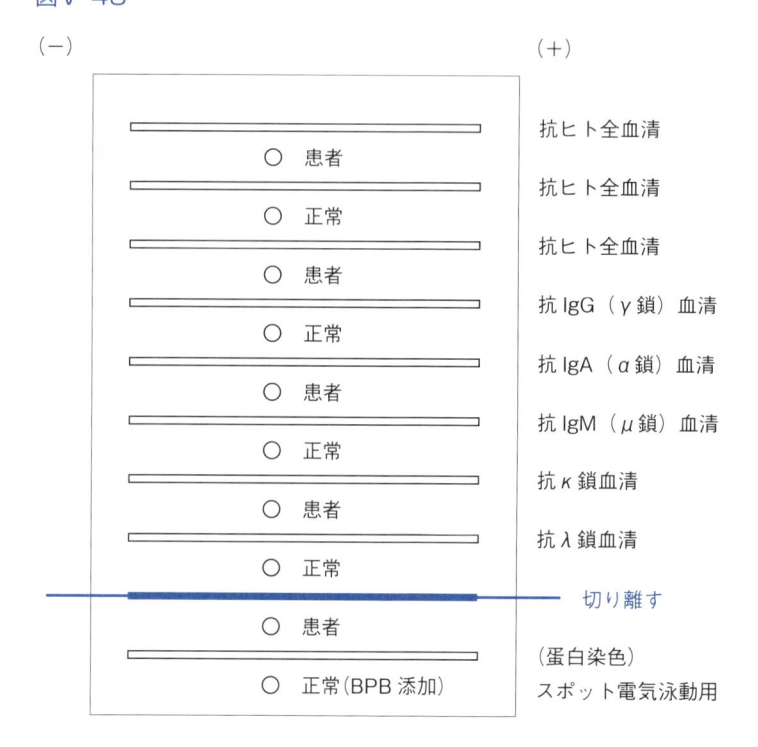

（－）　　　　　　　　　　　　　　　　　（＋）

レーン	抗血清
○ 患者	抗ヒト全血清
○ 正常	抗ヒト全血清
○ 患者	抗ヒト全血清
○ 正常	抗IgG（γ鎖）血清
○ 患者	抗IgA（α鎖）血清
○ 正常	抗IgM（μ鎖）血清
○ 患者	抗κ鎖血清
○ 正常	抗λ鎖血清
○ 患者	切り離す
○ 正常（BPB添加）	（蛋白染色）スポット電気泳動用

③固定後，0.5％ニグロシン染色液で20分間，蛋白染色を行う．
④脱色は水道水を用いてバックグラウンドが透明になるまで行う．（翌日まで水道水に浸しておいてもよい．）

抗血清注入・抗原抗体反応
①上部8レーンはゲル面を上にして，おのおのの溝にマイクロピペットで図V-48を参考にしながら抗血清を40μlずつ注入する．
②湿潤箱で室温に一晩放置する．沈降線は約8時間目ごろから観察されるようになり，12～16時間でほぼ出そろう．
〔この段階で沈降線をスケッチ，もしくは写真を撮って一連の操作を終了してもよい．染色まで行う場合は以下の操作を行う．〕

脱蛋白・脱塩操作
①沈降線形成後のゲルプレートを生理食塩液中に15分以上浸す．
②ガラス板の上にゲル面を上にして置き，その上から濾紙3枚，ガラス板5枚の順で重ね，5分間圧迫する．
③生理食塩液中で10分以上浸す．
　②③の操作をさらに2回繰り返す．
④圧迫操作②を行ったあと，蒸留水に15分間浸して脱塩操作を行う．
⑤さらに圧迫操作②を行い蒸留水中で軽く揺すったあと，乾燥機でゲルプレートを乾燥させる．

染色・脱色・乾燥
①乾燥したゲルプレートを0.5％ニグロシン染色液で5分間染色する．
②脱色は水道水を用い，バックグラウンドが透明になるまで行う．（翌日まで水道水に浸しておいてもよい．）
③乾燥機でゲルプレートを乾燥させる．

結果
①スポット電気泳動で正常血清と対比し，異常スポット（Mスポット）の移動度を確認する．
②判読基準に従って，異常スポットの移動度の位置に形成された異常沈降線からM蛋白のクラス（H鎖），タイプ（L鎖）を同定する．
③主な沈降線の増減を正常血清の沈降線と対比し判読基準に従って判定する．

評価
①形成された沈降線についてグループ班で検討する．
②判定されたM蛋白，および病態について各自レポートにまとめる．

文献:
1) 窪田哲朗ほか:臨床検査学講座／免疫検査学. 医歯薬出版, 2008, 142〜150.
2) 櫻林郁之介, 藤田清貴:*Medical Technology*別冊／電気泳動法のすべて. 医歯薬出版, 1991, 54〜64.
3) 藤田清貴:ベンス ジョーンズ蛋白の測定法. 検査と技術, **26**:959〜965, 1998.
4) 藤田清貴:M蛋白の検査法. 検査と技術, **30**:33〜38, 2002.

(藤田清貴・阿部雅仁・石垣宏尚)

V 免疫検査法
<自動化検査法>

1 免疫検査の自動化測定法の現状

現在，臨床現場では用手法を用いることは少なく，自動化法が使用されている．しかし，免疫検査の自動化の現状を把握し，理解するためには，以下の内容についての理解が必要である．
(1) 免疫検査の自動化測定法の現状
　①免疫専用機法とは
　②汎用検査機法とは
　③免疫検査のシステム化
(2) 自動化機器による検査の実際

(2) については次項（p.137以下）で扱う．

1 免疫専用検査機器と汎用検査機器

免疫検査における自動化機器による測定は，免疫反応専用の検査機器によるものと，免疫反応を生化学検査用機器に応用して測定する2つの方法がある．前者は免疫専用検査機器として，後者は汎用検査機器として用いられる．一般的に免疫専用検査機器は測定対象成分の血中濃度が微量な成分，たとえば腫瘍マーカー，ホルモン定量，ウイルス感染症マーカーなどの測定が対象となる．汎用検査機器は血中濃度が比較的高濃度な成分，たとえば免疫グロブリン（IgG, IgA, IgM），や補体成分（C3, C4）の定量に利用される．また汎用検査機器にラテックス凝集反応を利用することで高感度な測定が可能である．その一例として血中のC反応性蛋白（CRP）の定量がある．どちらの検査機器を用いるかは，測定対象成分の血中濃度，検体処理能力，緊急性の有無，検査結果が得るまでの時間など，さまざまな要因を総合的に考慮する．

2 免疫検査のシステム化

免疫検査の自動化測定法においては，検査結果のデータ処理にコンピュータが用いられる．昨今の免疫検査領域は，検体に血清を用いることから，生化学検査自動分析機と連結させて，免疫・生化学検査項目の一括連続測定が行われている．特に，外来患者数や検査依頼件数の多い大病院では診察前検査が要求され，検体の迅速処理に同一検体を用いて生化学検査と免疫検査の連続的測定が行われている．その一例を図V-49に示した．

検体の受付後，検体を遠心分離し，血清を自動分析機器に投入する（遠心分離機を接続してある機器システムもある）．検体は検査項目ごとに血清が小分け（分注）される（子検体の作製）．子検体はマイクロタイタ法による抗体価測定などの用手法検査などに用いられる．元の検体（親検体）は免疫検査専用機で検体採取され，測定が開始される．次に生化学検査用に検体が採取され，測定が開始される．これらは同一ライン上を検体が移動しながら検体の採取が連続で行われる．検体採取後の検体は保存用のラックに収納される．

このように，検体の投入から検体の採取，測定，検体収納などの一連の作業が連続的に稼動する自動化検査システムが普及している．免疫検査のシステム化の構築は多種多様であり，各施設の実情に合わせた機器の構成とデータ処理システムを連動させることが必要である．

免疫検査のシステム化において注意すべき事項を以下にあげた．

①免疫検査は本質的に生物活性に依存しているため，使用する標準物質に十分注意しなければならない．使用する標準物質によっては測定値の施設間差が発生する（p.43「Ⅳ　免疫検査の精度管理」を参照）．

図V-49　自動化検査システムの一例

Open LA21 Module System（エイアンドティー社）

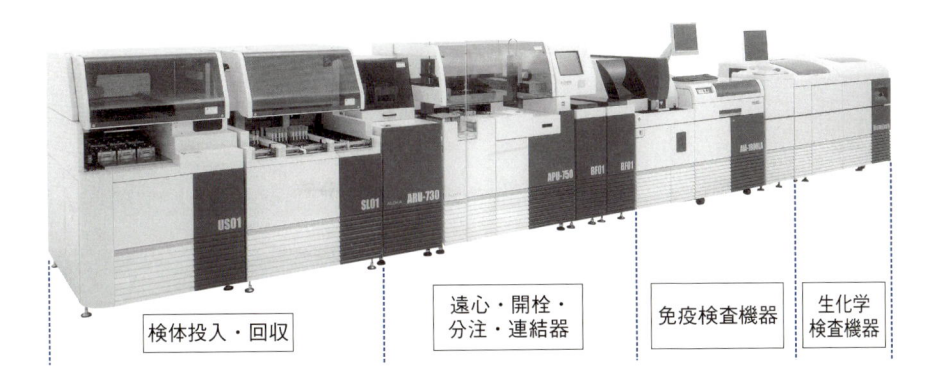

②高感度の検出感度を必要とする検査項目，たとえばB型肝炎ウイルス関連マーカーであるHBs抗原の検出の際，検体採取用シリンジ（検体プローブ）が十分に洗浄されていないと，高いHBs抗原価を有する検体を採取したあと，次の検体に微量のHBs抗原が持ち越されて，本来陰性であるべき検体が偽陽性を呈することがある（キャリーオーバー現象）．

この現象は，生化学検査の血清採取後，免疫学的検査に移行する際に発生するおそれがあるため，免疫検査用の血清採取後に生化学検査へ作業を移行するほうが安全である．

③抗原過剰（あるいは抗体過剰）による偽陰性現象（プロゾーン現象）を検知できるシステムを備えた検査機器を用いるのが望ましい．

(望月照次)

V 免疫検査法
＜自動化検査法＞

2 免疫専用機器による測定法

1 感染症検査

自動化検査法による感染症の免疫学的測定項目は，B型肝炎ウイルス関連項目（HBs抗原・抗体，HBe抗原・抗体，HBc抗体，IgM-HBc抗体），HCV抗体，HIV抗原・抗体，HA抗体，IgM-HA抗体，梅毒TP抗体などがある．

本法は高感度・高特異性が要求されるため，化学発光法（検査機器によっては電気発光法）が用いられる．その一例として，発光基質にアクリジニウム誘導体を用いた検査機器（全自動化学発光免疫測定装置アーキテクトアナライザー：アボットジャパン社）の概要を図V-50に，その測定原理を図V-51, -52に示した．

図V-50　検査機器の概要（ARCHITECT® アナライザー i 2000）

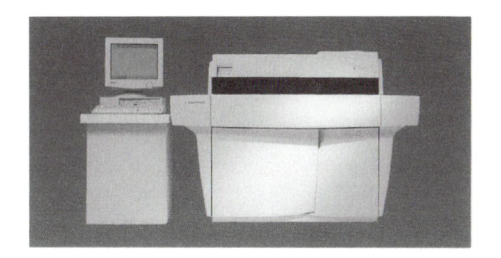

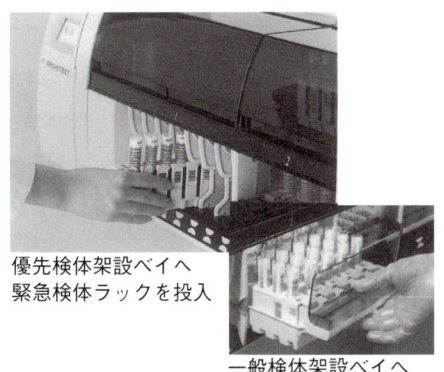

優先検体架設ベイへ緊急検体ラックを投入

一般検体架設ベイへ一般検体トレイを投入

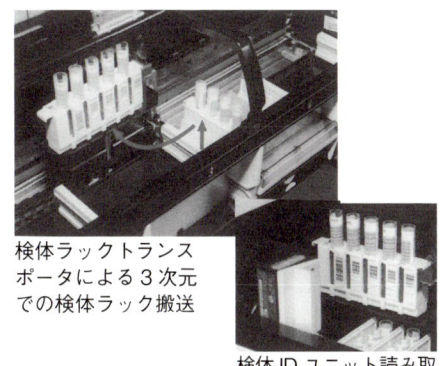

検体ラックトランスポータによる3次元での検体ラック搬送

検体IDユニット読み取り部

> **測定原理**
>
> 2ステップ法と1ステップ法があるが，感染症検査には2ステップ法を用い，1ステップ法は血中薬物濃度の測定に用いる．

■ 2ステップ法（図V-51）

抗体（または抗原）を感作させた磁性粒子に被検血清中の抗原（抗体）が結合する（1ステップ）．洗浄（B/F分離）後，アクリジニウム標識抗体（コンジュゲート）を添加し，標識免疫複合体が形成される（2ステップ）．磁石を用いて磁性粒子を固定し洗浄を行う．免疫複合体を乖離させるプレトリガー（試薬して硝酸を用いる）を添加し，抗原抗体反応を乖離させ，遊離している標識物質からの発光量を測定する．

図V-51 測定原理——2ステップ法

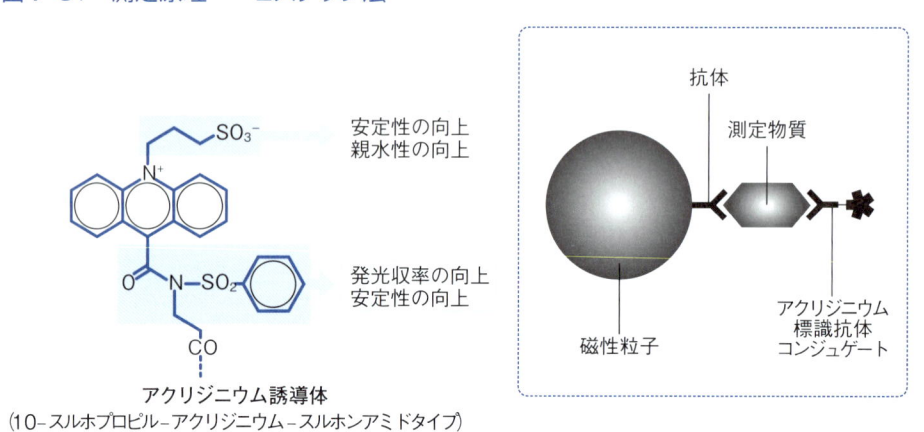

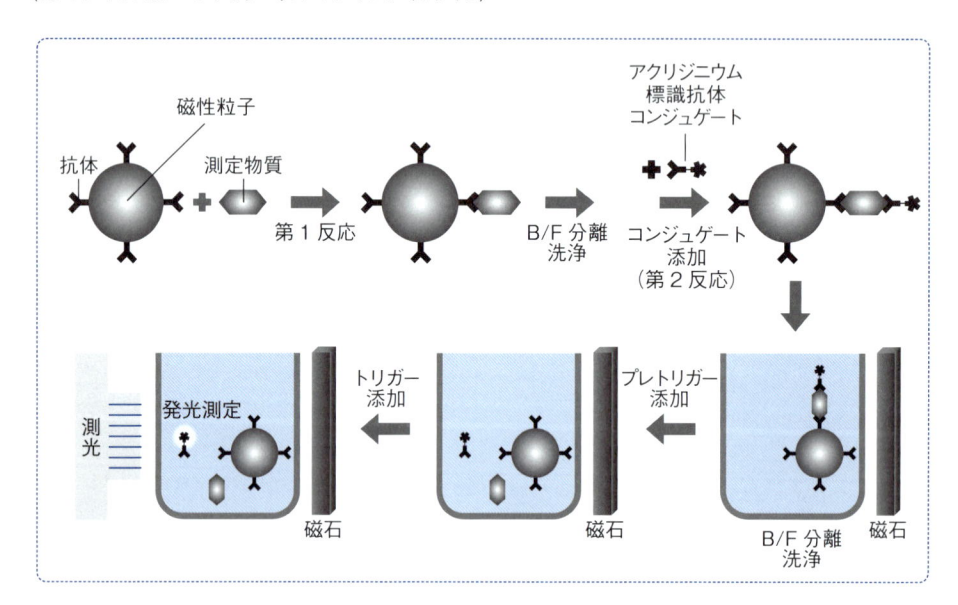

■ 1ステップ法（図V-52）

抗体（または抗原）を感作させた磁性粒子に被検血清中の抗原（抗体）とアクリジニウム標識抗原（抗体）が競合して結合する（1ステップ）．洗浄（B/F分離）後，免疫複合体を乖離させるプレトリガー（試薬に水酸化ナトリウム）を添加し，抗原抗体反応を乖離させ，遊離している標識物質からの発光量を測定する．この場合，発光量が多いと被検血清中の測定対象物量が少なく，逆に発光量が少ないと測定対象物量が多いことになる．

図V-52　測定原理——1ステップ法

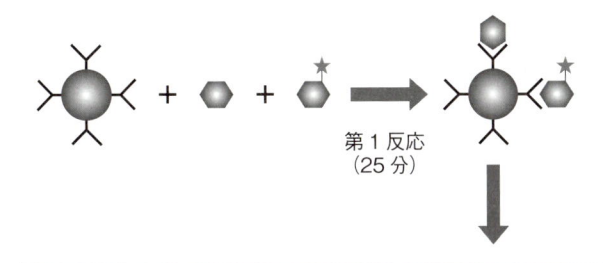

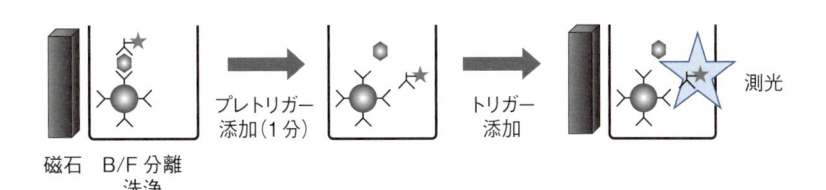

実習項目	2ステップ法を用いたHBs抗原価とHBs抗体価測定

実習準備	①被検血清（約500μl） ②免疫専用検査機器一式，マイクロピペット，マイクロチップ ③標準血清 ④陽性・陰性コントロール血清 ⑤その他

操作法	検査機器の仕様書に従って行う．

結果の解釈　専用試薬使用書に記載されている基準値を参考に陽性・陰性を判定し，陽性血清の抗原量，抗体量を考察する．

検討課題　感染症検査に用いられている他の測定方法を調べ，その測定原理の相違を把握すること．

（望月照次）

2 アレルギー検査

目的
アレルギー疾患患者の血清中に存在する総IgE抗体の定量測定は，アレルギー疾患の診断および治療経過観察に有効である．また，特異的IgE抗体の検出は，アレルギーを誘発する物質（アレルゲン）が特定される．実習では，血清中の総IgE抗体の定量法と，アレルゲンと反応する血清中の特異的IgE抗体の検出を目的とする．

測定法
蛍光酵素標識免疫測定法（FEIA）を用いた自動分析法

測定原理

■ 総IgE抗体定量
固相化されたマウス抗ヒトIgEモノクローナル抗体（抗IgEキャップ）に血清中IgEが結合する．未反応物質を洗浄除去後，酵素標識抗IgEを添加する．血清中のIgEはサンドイッチ形式で免疫複合体が形成される．未反応物質を洗浄除去後，基質液を添加すると酵素反応により蛍光を発する．この蛍光量を測定し血清中総IgE量を求める．

■ 特異的IgE抗体の検出
固相（スポンジ状）に結合した各種アレルゲンに血清中の特定のアレルゲンに対する特異的IgE抗体が反応する．以下，総IgE定量法と同じ原理で蛍光量を測定する．
測定原理を**図V-53**に示した．

図V-53 総IgE抗体（a）と特異的IgE抗体（b）の測定原理

a：血清中総 IgE 抗体測定　　b：血清中特異的 IgE 抗体測定
発光（蛍光物質生成）　　発光（蛍光物質生成）

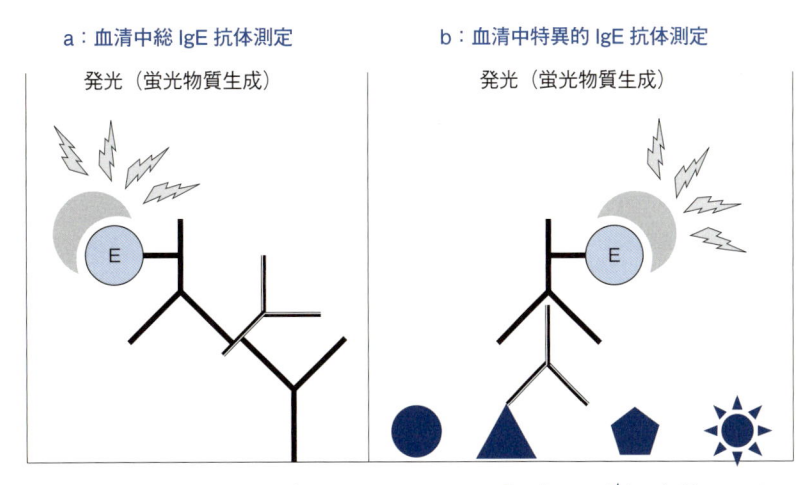

Y：固相化抗ヒトIgE　　Ⓔ：酵素標識抗体　　●▲⬟☀：各種アレルゲン
Y：検体中の抗体　　　：酵素基質

実習準備

① 血清総IgE定量試薬（ユニキャップ総IgE：ファディア社）
② 特異的IgE抗体測定試薬一式（ユニキャップ特異IgE抗体検出試薬：ファディア社）
③ 免疫専用検査機器一式（全自動アレルギー特異IgE抗体測定装置ユニキャップ250：ファディア社，**図V-54**）．検査機器の説明を**図V-55**に示した．
④ マイクロピペット
⑤ マイクロチップ
⑥ 検体血清（約200μl）
⑦ 酵素標識抗IgE抗体（β-D-ガラクトシダーゼ標識マウス抗ヒトIgE）
⑧ 標準血清（各試薬ロットごとに濃度が表示されている）
⑨ 基質液（4-メチルウンベリフェニル-β-D-ガラクトピラノシド）
⑩ 反応停止液
⑪ 洗浄液

図V-54 全自動アレルギー検査装置（UniCAP 250）

図V-55 UniCAP 250各部位の説明

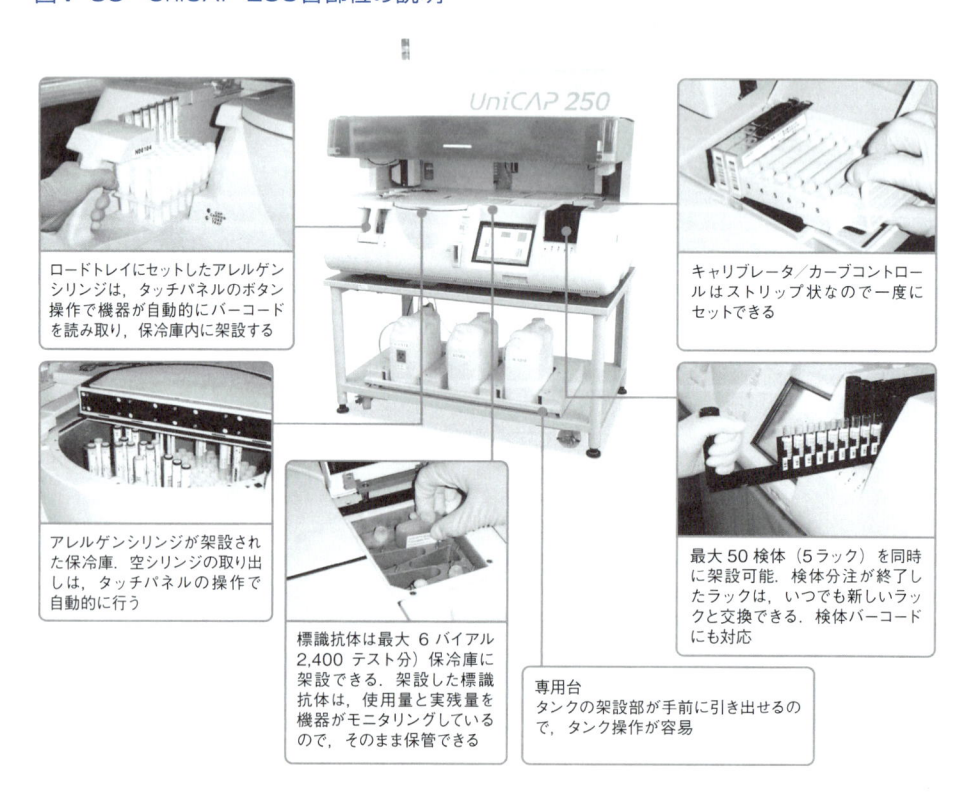

ロードトレイにセットしたアレルゲンシリンジは，タッチパネルのボタン操作で機器が自動的にバーコードを読み取り，保冷庫内に架設する

キャリブレータ／カーブコントロールはストリップ状なので一度にセットできる

アレルゲンシリンジが架設された保冷庫．空シリンジの取り出しは，タッチパネルの操作で自動的に行う

標識抗体は最大6バイアル（2,400テスト分）保冷庫に架設できる．架設した標識抗体は，使用量と実残量を機器がモニタリングしているので，そのまま保管できる

専用台
タンクの架設部が手前に引き出せるので，タンク操作が容易

最大50検体（5ラック）を同時に架設可能．検体分注が終了したラックは，いつでも新しいラックと交換できる．検体バーコードにも対応

操作法
①自動分析装置および試薬使用説明書に従い操作する．
②操作法の概略を図V-56，-57に示した．

図V-56　総IgE抗体測定法の概要

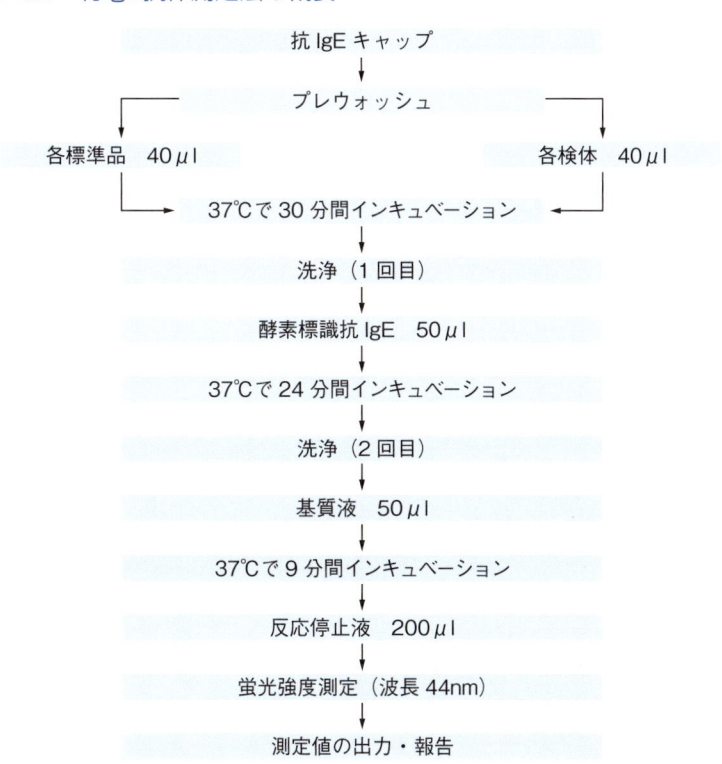

```
                    抗IgEキャップ
                         ↓
         ┌─────── プレウォッシュ ───────┐
         ↓                              ↓
   各標準品 40μl                    各検体 40μl
         └──→ 37℃で30分間インキュベーション ←──┘
                         ↓
                   洗浄（1回目）
                         ↓
                 酵素標識抗IgE 50μl
                         ↓
             37℃で24分間インキュベーション
                         ↓
                   洗浄（2回目）
                         ↓
                    基質液 50μl
                         ↓
              37℃で9分間インキュベーション
                         ↓
                  反応停止液 200μl
                         ↓
             蛍光強度測定（波長44nm）
                         ↓
                 測定値の出力・報告
```

図V-57　特異的IgE抗体測定法の概要

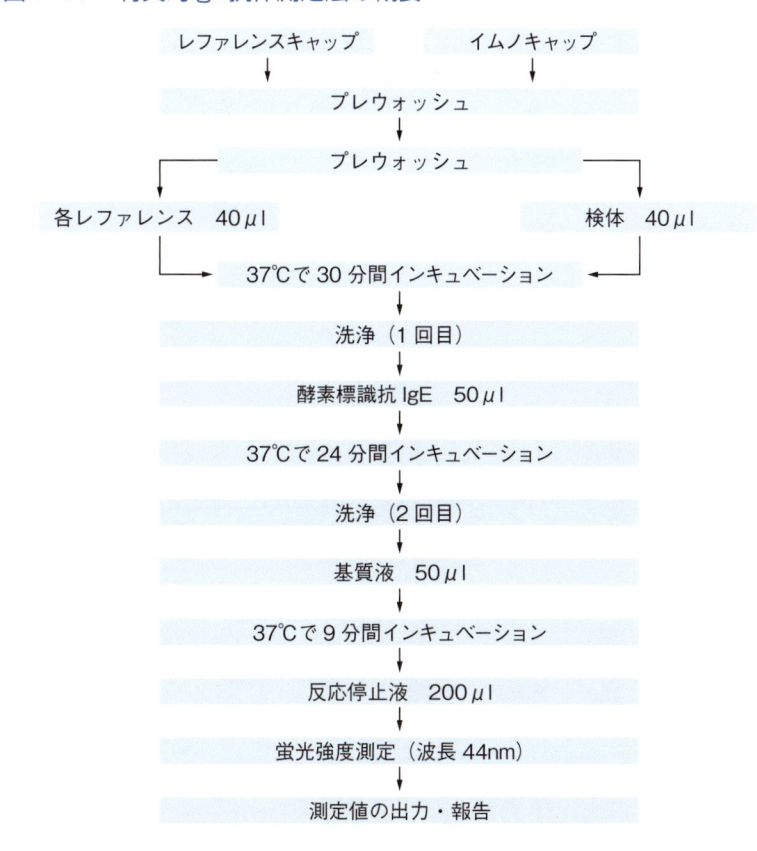

```
      レファレンスキャップ       イムノキャップ
            ↓                       ↓
                   プレウォッシュ
                         ↓
         ┌─────── プレウォッシュ ───────┐
         ↓                              ↓
   各レファレンス 40μl              検体 40μl
         └──→ 37℃で30分間インキュベーション ←──┘
                         ↓
                   洗浄（1回目）
                         ↓
                 酵素標識抗IgE 50μl
                         ↓
             37℃で24分間インキュベーション
                         ↓
                   洗浄（2回目）
                         ↓
                    基質液 50μl
                         ↓
              37℃で9分間インキュベーション
                         ↓
                  反応停止液 200μl
                         ↓
             蛍光強度測定（波長44nm）
                         ↓
                 測定値の出力・報告
```

結果の解釈

■ 総IgE定量結果

健常成人の基準値：27.54 ～ 138.94 U/ml

血清総IgEの基準範囲は年齢・測定条件によって変動するため，臨床症状や他の検査結果などを考慮して判断する．

高値：気管支喘息，アレルギー性鼻炎，アトピー性皮膚炎などのアトピー性疾患ほか

低値：IgE以外の骨髄腫，リンパ性白血病などの続発性液性免疫不全症，低γ-グロブリン血症ほか

■ 特異的IgE抗体の結果

検体中の特異的IgEの濃度から陰性・陽性を判定する．陽性の場合は濃度からクラス別に分類する（下表を参照）．

検体中特異的 IgE (UA/ml)	判 定	クラス
0.35 未満	陰 性	0
0.35 以上 0.7 未満	疑陽性	1
0.7 以上 3.5 未満	陽 性	2
3.5 以上 17.5 未満	陽 性	3
17.5 以上 50 未満	陽 性	4
50 以上 100 未満	陽 性	5
100 以上	陽 性	6

UA/mlは国際単位のU/mlと同じ量を示す．Aはアレルゲンを意味する

■ 検査結果の報告別

検査項目	クラス	測定値	コメント	単位	基準値	陰性	疑陽性	陽性
IgE（非特異的 IgE）		318		U/ml	173 以下			
特異的 IgE				UA/ml	クラス 0			
特異的 IgE（マルチアレルゲン）カビ	0	0.34 以下				ー＊		
ネコのフケ	0	0.34 以下				ー＊		
イヌのフケ	0	0.34 以下				ー＊		
ヤケヒョウヒダニ（ダニ1）	3	4.36				ーーーーーーー＊		
ハウスダスト1	3	5.37				ーーーーーーー＊		
牛乳	0	0.34 以下				ー＊		
卵白	0	0.34 以下				ー＊		
大豆	0	0.34 以下				ー＊		
小麦	0	0.34 以下				ー＊		
米	0	0.34 以下				ー＊		
豚肉	0	0.34 以下				ー＊		
ソバ	0	0.34 以下				ー＊		
牛肉	0	0.34 以下				ー＊		
サバ	0	0.34 以下				ー＊		
アジ	0	0.34 以下				ー＊		
イワシ	0	0.34 以下				ー＊		

推定されるアレルゲン群

（望月照次）

V 免疫検査法
＜自動化検査法＞

3 腫瘍マーカー検査

目的　腫瘍マーカーは，酵素免疫測定法，蛍光免疫測定法，化学発光法，電気発光法などの測定原理を用いた自動分析法で測定される．測定には高い検出感度と特異度が要求されるため，自動分析装置も高い分析技術と光学的特性を兼ね備えた機器を用いなくてはならない．
実習では，自動分析装置による腫瘍マーカー測定の原理，測定手順，結果の解釈について習得する．

測定原理　『臨床検査学講座／免疫検査学』（第3章A-Ⅶ　標識抗原抗体反応）を参照．

実習準備
① 全自動免疫分析装置一式：腫瘍マーカーを測定する自動分析機の例を図V-58～-61に示した．
② 検体（血清約200μl）
③ 自動分析機専用試薬・器具等一式

＊これらの自動分析機は腫瘍マーカー専用の測定機ではなく，他の血中微量成分（ホルモン，インスリン，心筋マーカーなど）の定量測定にも用いられる．

図V-58　酵素免疫測定（EIA）
全自動エンザイムイムノアッセイ装置：AIA-2000（東ソー社）

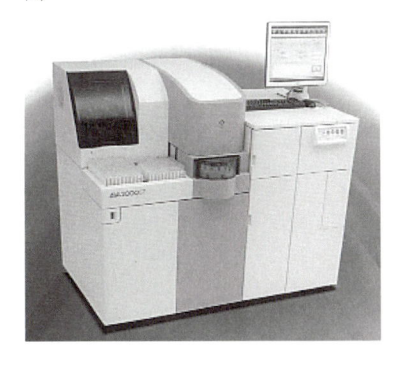

図V-59　化学発光免疫測定（CLIA）
ARCHITECTアナライザー i2000（アボットジャパン社）

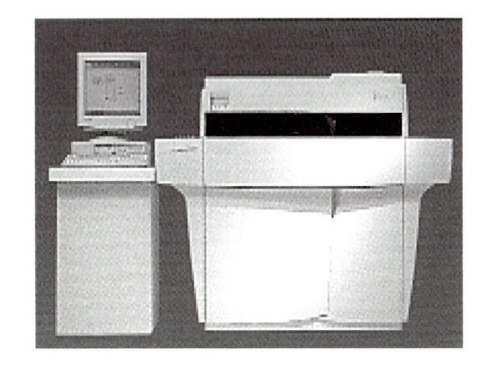

図V-60　化学発光酵素免疫測定（CLEIA）
全自動化学発光酵素免疫測定システム：ルミパルス Presto（富士レビオ社）

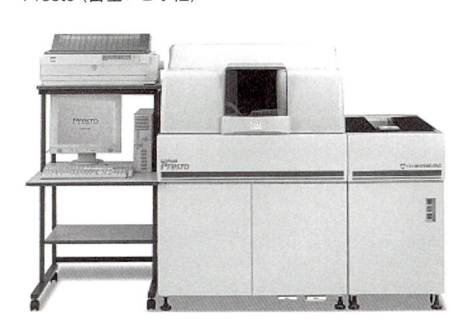

図V-61　電気化学発光免疫測定（ECLIA）
電気化学連続発光免疫測定装置：モジュラーアナリティクス（ロシュ・ダイアグノスティックス社）

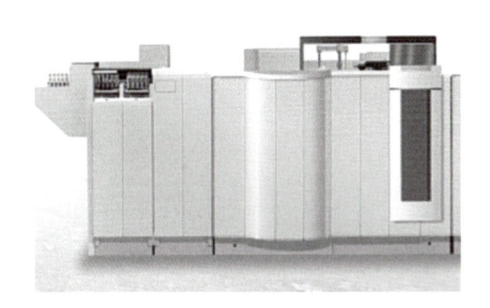

操作法

①検査機器および試薬の使用書に従い行う．

結果の解釈

①各腫瘍マーカーの正常基準値と比較する．（測定に用いた検査機器・試薬の判定基準に従い評価する．）

②腫瘍マーカーの評価は，『臨床検査講座／免疫検査学』（第3章B-Ⅴ 腫瘍マーカー検査）を参照．

③結果解釈の注意点：

現状の腫瘍マーカーは，癌患者以外でも量的な差を認めるも，産生される．そこで，多数例の測定値の分布から健常者群・良性疾患者群・癌患者群に分類するが，これらの分類においては，一部の測定値がオーバーラップすることがあり，"偽陽性"として判定される．腫瘍マーカーの偽陽性はカットオフ値の設定に左右される．カットオフ値は健常者群の95～98%が陰性になる数値で設定されることが多い．

腫瘍マーカー値の分布とカットオフ値の関係を図Ⅴ-62に示した．

＜腫瘍マーカー評価の一例＞

肝転移を伴った直腸癌症例における血清TPA(tissue polypeptid antigen)の動態を図Ⅴ-63に示した．すなわち，直腸癌および肝転移癌の外科的切除後，血清CEAおよびTPA値は急激に減少したが，その後の経過観察においてTPAの再上昇が認められ，癌の再発が確認された症例である．

このように腫瘍マーカーは癌の診断のみならず，癌の治療効果の判定と転移・再発の観察にも用いる．

図Ⅴ-62　血清中腫瘍マーカー値の分布とカットオフ値

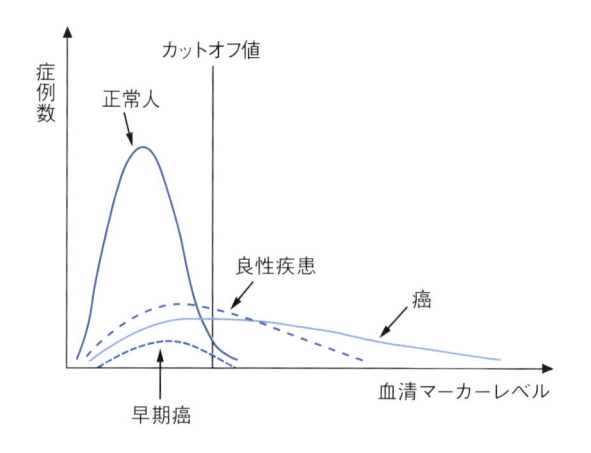

（服部　信監修：TUMOR MARKER
　　　　　最近における広義の腫瘍マーカー．SRL）

図V-63 肝転移を伴った直腸癌症例(57歳男性)
における血清のTPAの推移

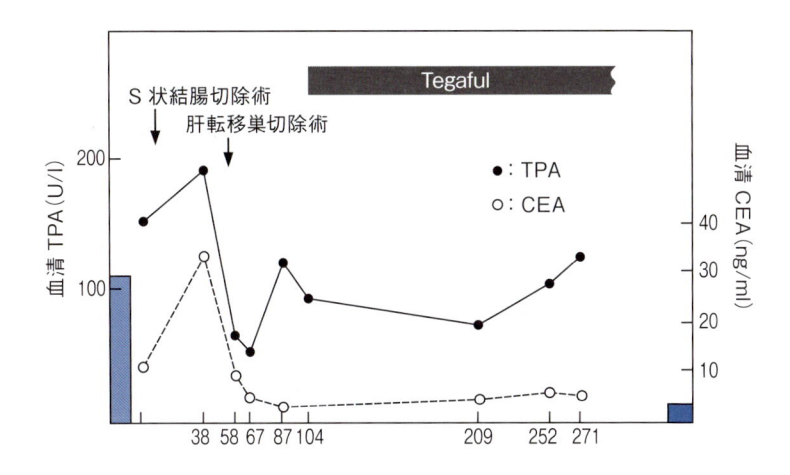

(安部令彦監修:腫瘍マーカーとその臨床応用. 三菱化学メディエンス, 1993)

(望月照次)

4 血漿蛋白検査

A. 免疫比ろう法（immuno nephelometric assay；INA）

測定原理

光が懸濁液中を通過するときに懸濁液中の粒子により生じる散乱光をある一定の角度でとらえ，その散乱強度から濃度を求める（図V-64）．

図V-64 免疫比ろう法の測定原理

溶液内の抗原抗体複合物に光を照射すると，入射光の一部は反射・錯乱を生じる．抗原抗体複合物の容積が増加すると，散乱光量も比例的に増加する

光散乱
散乱光強度は，距離と波長を一定にすると，粒子数と体積の2乗に比例する

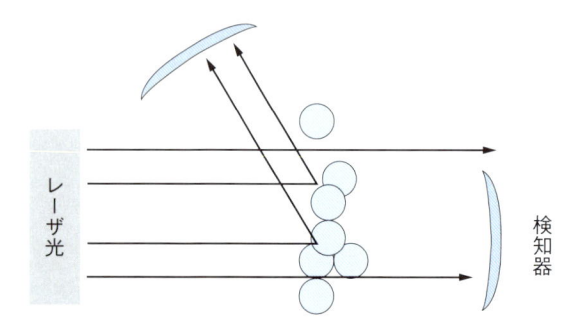

（応用例）
TIA法と同様の検査に応用される．検出感度が高いため測定対象物質の血中濃度が比較的低い蛋白成分の測定に有用（プレアルブミン，レチノール結合蛋白，IgD，IgE，リウマトイド因子定量ほか）

実習項目

血清中の免疫グロブリン（IgG，IgA，IgM）の定量測定

実習準備

①免疫比ろう法専用自動分析装置一式（BN-Ⅱアナライザー：シーメンスメディカルソルーションズ・ダイアグノスティクス社，図V-65）
②検体血清（約500μl用意する）
③専用試薬（抗血清，検量線作成用標準血清，血清希釈液），専用備品（セルキュベット，抗血清設置用専用ラックほか）

図V-65 BN-Ⅱの外観とその内部

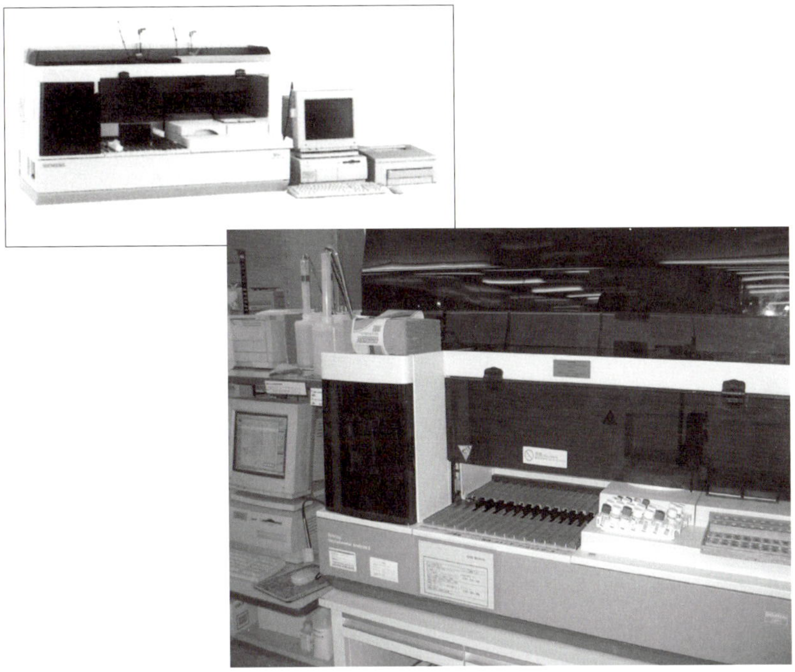

操作法
①機器・試薬の仕様書に従い操作する．
②抗血清および標準血清を所定の位置にセットし，標準血清の希釈系列を作成する．
③検査機器を作動させ検量線を作成する．作成した検量線の検定を行う．
④検量線の検定が合格したあと，検体（被検血清）を所定の位置にセットして検査機器を作動させる．
⑤検査結果が自動的に打ち出される．

結果の評価
測定された検査結果を基準範囲と比較する．

免疫専用検査機器の特徴：プロゾーン回避システム

免疫反応を利用した測定は地帯現象（プロゾーン）による偽低値が発生することに注意を要する（図V-66）．すなわち，抗原と抗体の濃度比が大きく乖離（抗原過剰状態）すると抗原抗体反応が弱くなったり，あるいは反応しないことがある．そのため，多くの免疫検査専用機はプロゾーン現象を回避する対策が講じられている．

その一例（BN-Ⅱアナライザー）を図V-67に示した．すなわち，測定開始時に少量（通常検体の1/20量）の検体を添加し抗血清試薬との反応をモニターする．その反応強度の数値（ビット数）がある一定数以上の場合，抗原過剰を起こしそうな検体と判定する．このときに，検体の希釈倍数を自動的に上げて測定を行う．一方，抗原過剰の心配がない場合には，あらためて通常の検体量が予備反応を行った反応中に再添加され，測定が行われる．図V-67は血清中のα_1-フェトプロティ

図V-66　地帯現象

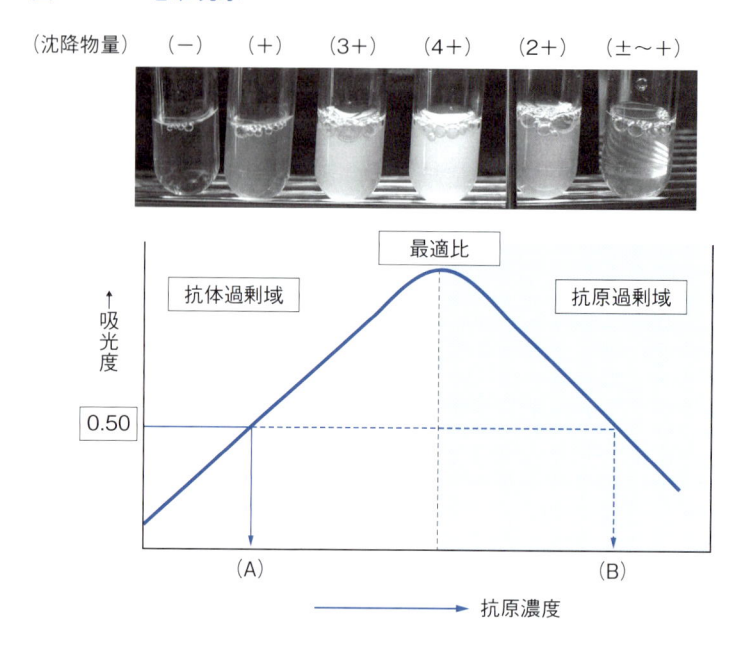

(沈降物量)　(−)　(+)　(3+)　(4+)　(2+)　(±〜+)

抗体過剰域　最適比　抗原過剰域

吸光度

0.50

(A)　(B)

抗原濃度

図V-67　プロゾーン回避システム

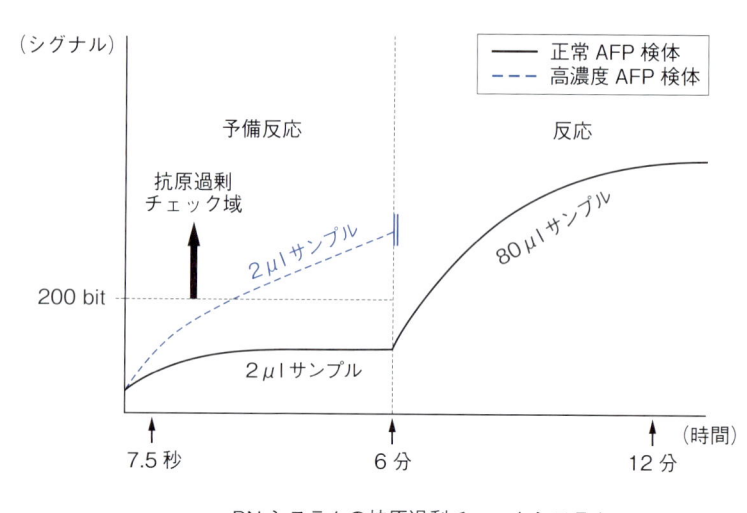

(シグナル)

予備反応　反応

　　　　　正常 AFP 検体
　　　　　高濃度 AFP 検体

抗原過剰チェック域

2μl サンプル

80μl サンプル

200 bit

2μl サンプル

7.5秒　6分　12分　(時間)

BN システムの抗原過剰チェックシステム
(N-ラテックス AFP キット)

ン(AFP)の測定例である．免疫グロブリン定量も同様にプロゾーン回避システムが起動する．

健常成人の基準範囲　IgG：870 〜 1,700 mg/dl
　　　　　　　　　　IgA：110 〜 410 mg/dl
　　　　　　　　　　IgM：(男) 33 〜 190 mg/dl
　　　　　　　　　　　　 (女) 46 〜 260 mg/dl

B. 免疫比濁法 (turbidimetric immunoassay；TIA)

測定原理　本法は，生化学検査用の汎用機器による測定である．
光が懸濁液中の粒子により生じた光散乱の結果，透過光が減弱する．その透過光（吸光度）の変化量から濃度を求める．その測定原理を図V-68に示した．

図V-68　免疫比濁法の測定原理

溶液内で抗原と抗体を混合すると，抗原抗体反応によって抗原抗体複合物が生成され，溶液は白濁する．一定量の抗体下では抗原抗体複合物の量は抗原量に比例するので，濁度の増加を吸光度の変化率（透過光量の減少）としてとらえることにより抗原量を測定することができる

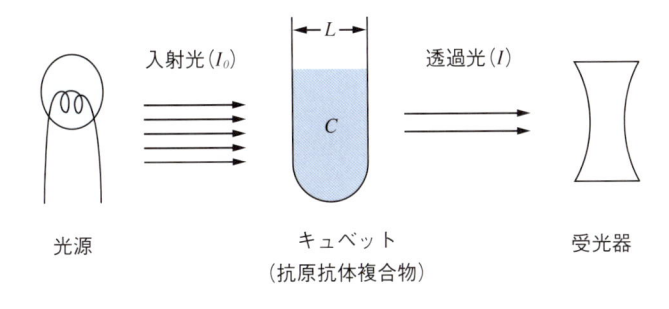

入射光(I_0)　透過光(I)
光源　キュベット（抗原抗体複合物）　受光器

【応用例】
血漿蛋白成分の定量
①免疫グロブリン定量
②免疫グロブリン以外の血漿蛋白成分（トランスフェリン，セルロプラスミンなど）
③補体成分定量
④血清リポ蛋白定量
⑤その他

実習項目　血清中の免疫グロブリン（IgG, IgA, IgM）の定量測定

実習準備
①生化学検査用自動分析装置一式〔図V-69：自動分析機の一例としてJCA-BM2250（日本電子社）を示す〕
②検体血清（約200μl用意する）
③専用試薬（抗血清，検量線作成用標準血清，血清希釈液），生化学検査用備品（セルキュベットなど）

図V-69　生化学自動分析機（例：JCA-BM2250：日本電子社）

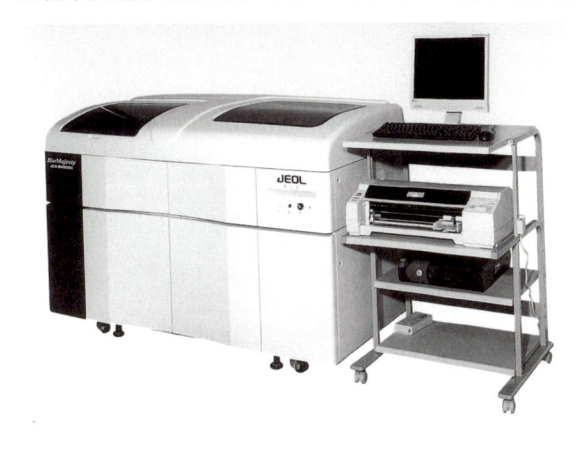

| 操作法 | ①機器・試薬の使用書に従い操作する．
②免疫検査専用機の測定と同じ操作を行う．
③免疫比濁法による検量線の例を**図V-70**に示した． |
|---|---|

図V-70 免疫比濁法による免疫グロブリンの定量（検量線）

標準血清の反応（IgA濃度）

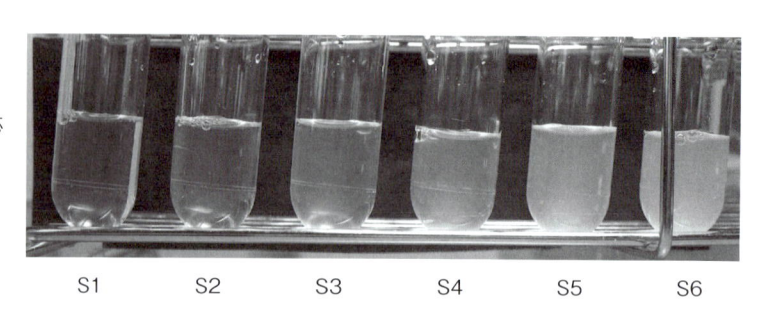

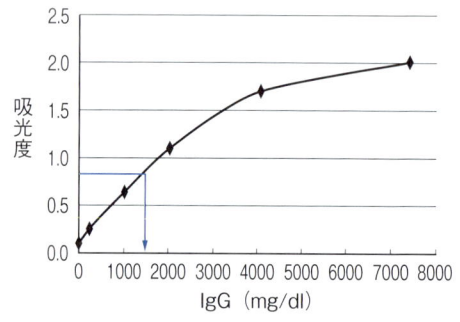

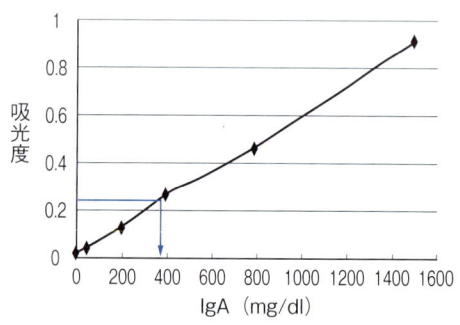

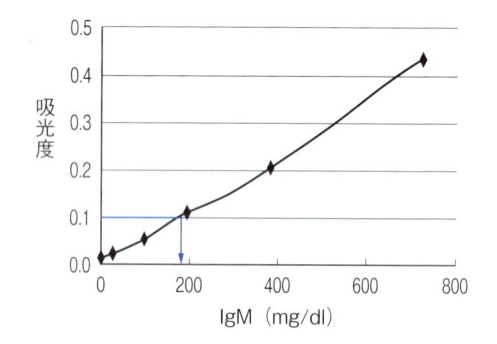

S1　S2　S3　S4　S5　S6

【検量線グラフ】　→　検体の吸光度から求める測定値

| 結果の評価 | 測定された検査結果を基準範囲と比較する．
健常成人の基準範囲（p.150参照） |
|---|---|

生化学検査用汎用機によるプロゾーン回避

免疫検査専用機ほどプロゾーン回避システムが確立されていないが，検査機器の光学的特性を利用しておのおのの反応の吸光度をモニターし，抗原過剰による異常反応を検知する方法が取り入れられている．

専用機・汎用機共通の課題

・免疫グロブリン濃度が低値の場合の病態は何か．
・免疫グロブリン濃度が高値の場合の病態は何か．

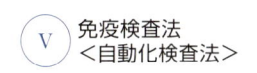

a. 多クローン性高γ-グロブリン血症を認める疾患は何か．
b. 単一クローン性高γ-グロブリン血症を認める疾患は何か．

C. C反応性蛋白（CRP）定量測定

実習項目　血清中のC反応性蛋白（CRP）定量測定：ラテックス凝集反応を生化学検査用検査機器で測定する．

測定原理　光が懸濁液中の粒子により生じた光散乱の結果透過光が減弱する．その透過光（吸光度）の変化量から濃度を求める．一般的にCRP定量測定にはラテックス粒子を用いた凝集反応が用いられる．抗CRP抗体を感作したラテックス粒子に検体中のCRPが反応し，ラテックス粒子同士の凝集が起こる．この凝集による透過光（吸光度）の変化量を測定する．また，ララックス凝集反応を光学的に測定する方法は，免疫比濁法，免疫比ろう法の両者に応用可能である（**図V-71**）．

図V-71　ラテックス凝集反応を用いた光学的測定法

特徴：
赤血球などの生物学的粒子は表面に多彩な抗原物質が存在し，目的とする抗原抗体反応以外の偽反応，すなわち非特異的凝集反応を惹起しやすい．ポリスチレンラテックス粒子は非生体粒子のため抗原物質が存在せず非特異反応が少なく，蛋白質などを強く吸着する利点がある

測定原理：
ラテックス粒子の表面に抗原（または抗体）を吸着させ，検体中の抗原（または抗体）との反応をラテックスの凝集像から肉眼的に判定する．また，ラテックス凝集を光学的に測定（免疫比濁法あるいは免疫比ろう法）し，測定対象物質を定量する

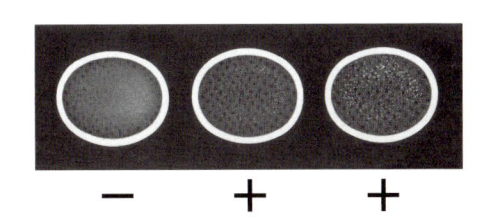

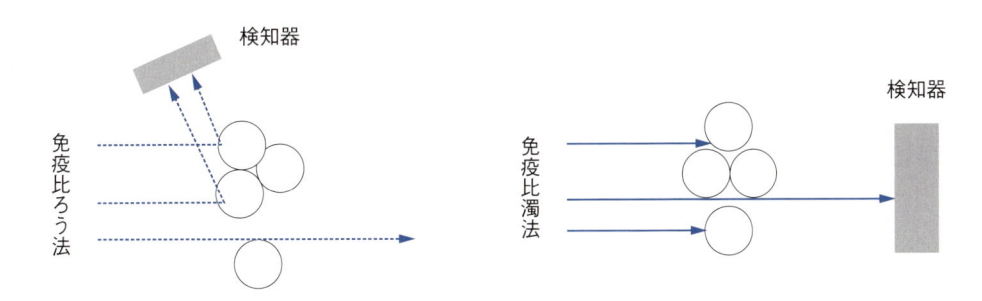

実習準備	①生化学検査用自動分析装置一式(前記と同一機種で可) ②検体血清(約200μl用意する) ③専用試薬(抗CRP抗体感作ラテックス試薬,被検血清,検量線作成用標準血清,血清希釈液),生化学検査用備品(セルキュベットなど)
操作法	①機器・試薬の使用書に従い操作する. ②前述の操作と同じ.
結果の評価	測定された検査結果を基準範囲と比較する. 健常成人の基準範囲:0.5mg/dl以下
検討課題	①急性期蛋白の種類とインターロイキン(IL)との関係を調べよ. ②血漿蛋白成分の定量測定に用いられる標準物質について調べよ.

(望月照次)

V 免疫検査法
<自動化検査法>

3 リンパ球サブセット（T細胞サブセット）

到達目標

リンパ球表面に発現している分子の染色方法ならびにフローサイトメータの操作・解析方法を習得することにより，各種病態を細胞レベルで解析できる．

試薬

- FITC標識抗CD3 mAb（希釈ずみ）　100 μl／班
- PE標識抗CD4 mAb（希釈ずみ）　50 μl／班
- PE標識抗CD8 mAb（希釈ずみ）　50 μl／班
- 1%パラホルムアルデヒド溶液　500 μl／班
- クラッシュアイス　1箱／班
- FACSバッファー　10 ml／班
- FACS Rinse　5 ml／全体
- FACS Clean　5 ml／全体
- FACS Flow　3 l／全体
- 蒸留水　5 ml／全体

　（注）mAb：モノクローナル抗体

器具・その他

- エッペンチューブ　2個／班
- エッペンチューブ立て　1個／班
- ピペットマン　1本／班
- 滅菌チップ　1ケース／班
- ダラム管　2本／班
- FACS用チューブ　4本／全体
- クッキングホイル　1枚／班
- ボルテックスミキサ　1台／班
- 冷蔵庫　1台／全体
- エッペンチューブ用遠心機　1台／全体
- ピンセット　1個／全体
- クラッシュアイス用発泡スチロール　1個／班

前処理

（すべて教員が行う）

① あらかじめ血液より単核球を分離し，1×10^6/mlとなるようにFACSバッファーに懸濁しておく．

② 調製した単核球浮遊液を100μlずつエッペンチューブに分注（各班2本）し，油性マジックでA・Bと記しておく（氷中保存）．

③ 抗体の至適濃度はあらかじめ調べておく．

④ フローサイトメータの調整を事前に行っておく．

⑤ 1%パラホルムアルデヒドは事前に準備しておく．

⑥ フローサイトメータのレーザを安定させるために，細胞を取り込む30分前にフローサイトメータを稼動しておく．

⑦ フローサイトメータのタンクにFACS Flowを十分量入れておく．

原理

細胞を特異抗体により染色する方法は，直接免疫蛍光染色（図V-72）と間接免疫蛍光染色（二重抗体法：図V-73，ビオチン-アビジン法：図V-74）の2つに大別できる．いずれの方法も，細胞に蛍光標識した抗体を結合させ，フローサイトメータを用いて特定の細胞を検出する．蛍光標識した抗体と反応させた細胞にレーザ光を当て，細胞からの前方散乱光（FSC；forward scatter），側方散乱光（SSC；side scatter），ならびに複数の蛍光パラメータ（FL1, FL2, FL3など，FL；fluorescence）を測定し，細胞の特性を解析する．FSCは細胞の大きさ（図V-75）を，SSCは細胞内の顆粒あるいは細胞内構造（図V-75）を，またFL1（緑色），FL2（黄橙色），FL3（赤色）（図V-76, -77）は細胞表面に発現している細胞特有の分子の有無ならびにその発現頻度を調べることができる．

図V-72 直接免疫蛍光染色

FITCやPEなどの蛍光色素を標識した抗体を単核球と4℃で15分間反応させると，抗体が特異的に認識する分子が細胞表面上に発現されていた場合，その分子に抗体が結合する．細胞に結合しなかった抗体を洗浄操作により取り除いたのち，パラホルムアルデヒドで固定し，フローサイトメータで蛍光強度を解析する

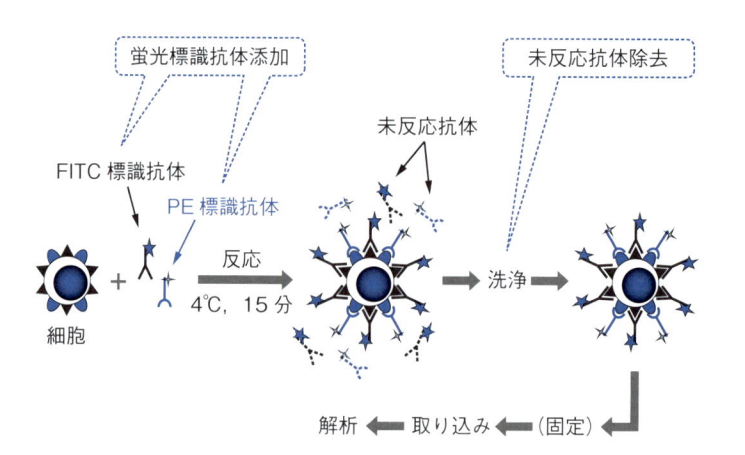

図V-73 間接免疫蛍光染色（二重抗体法）

蛍光標識した抗体がない場合や蛍光強度を増強する際に用いる方法である．単核球をあらかじめ未標識の抗体と4℃で15分間反応させると，抗体が特異的に認識する分子が細胞表面上に発現されていた場合，その分子に抗体が結合する．その後，細胞に結合しなかった抗体を洗浄操作により取り除いたのち，その抗体に結合（反応）する蛍光色素（FITCなど）を標識した二次抗体を反応させる．細胞に結合しなかった抗体を洗浄操作により取り除いたのち，パラホルムアルデヒドで固定し，フローサイトメータで蛍光強度を解析する

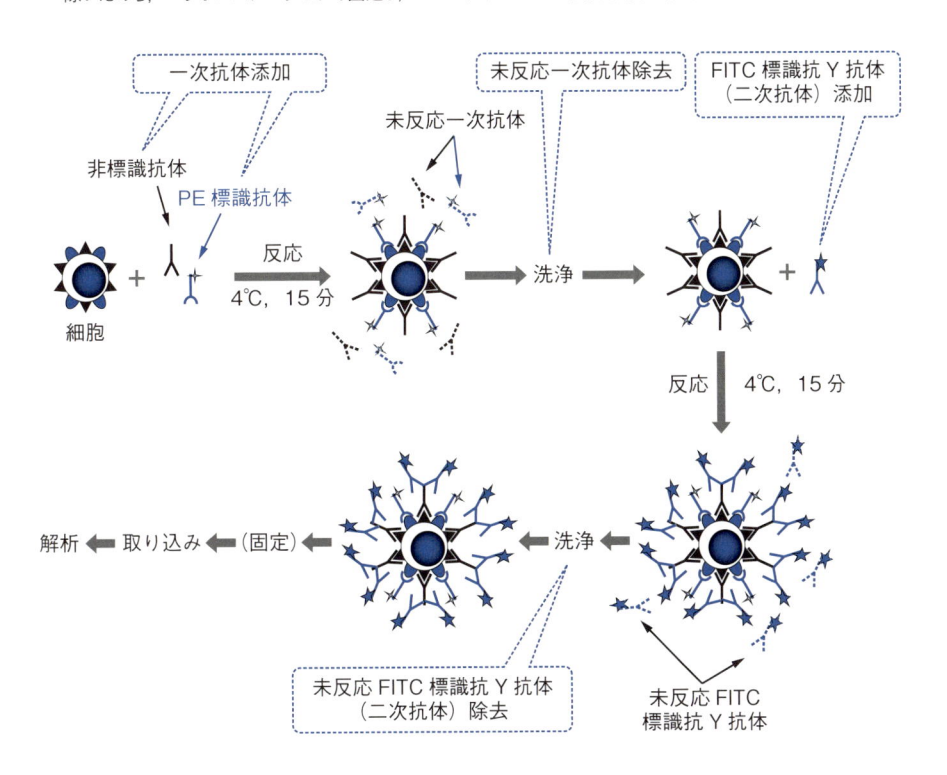

図V-74 間接免疫蛍光染色（ビオチン-アビジン法）

蛍光標識した抗体がない場合や蛍光強度を増強する際に用いる方法である．単核球をあらかじめビオチン標識抗体と4℃で15分間反応させると，抗体が特異的に認識する分子が細胞表面上に発現されていた場合，その分子に抗体が結合する．その後，細胞に結合しなかった抗体を洗浄操作により取り除いたのち，ビオチンに特異的に結合（反応）する蛍光色素（FITCなど）を標識したストレプトアビジンを反応させる．細胞に結合しなかったストレプトアビジンを洗浄操作により取り除いたのち，パラホルムアルデヒドで固定し，フローサイトメータで蛍光強度を解析する

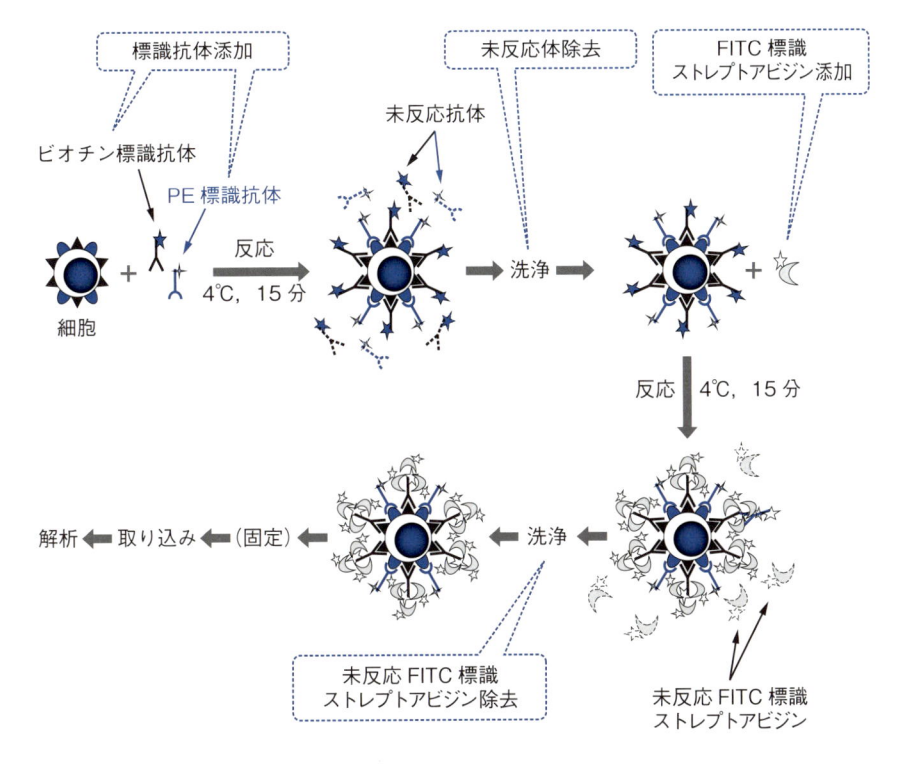

図V-75 前方散乱光と側方散乱光

細胞にアルゴンレーザを照射すると，前方散乱光（FSC）と側方散乱光（SSC）を放つ．FSCは細胞の大きさと，またSSCは細胞内に存在する顆粒の数と相関性がある

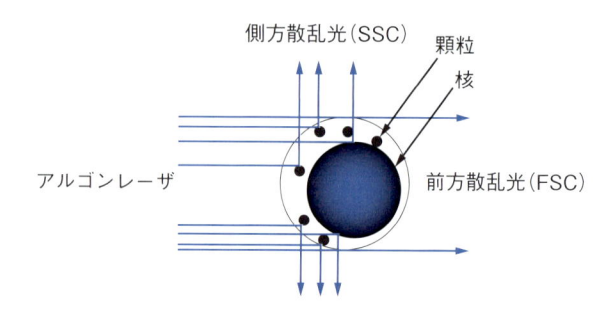

図V-76 レーザ光線照射による蛍光色素の励起

蛍光標識した抗体の結合した細胞にアルゴンレーザを照射すると，FITCは緑色，PEは黄橙色，PerCPは赤色の励起波長を放つ．フローサイトメータにはそれぞれの励起波長を感知する検出器が装着されているため，それぞれの蛍光強度がグラフとして表示される

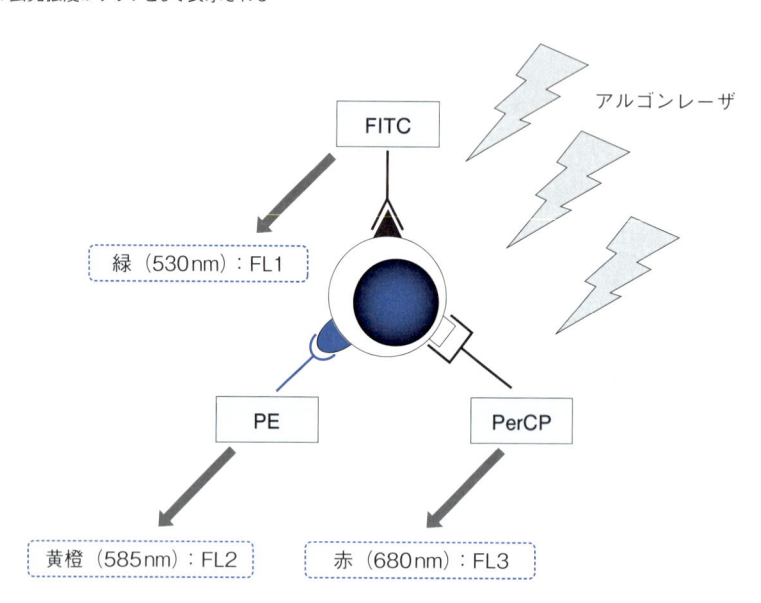

図V-77 蛍光強度

蛍光標識された抗体が結合していない場合（細胞表面に目的とする分子が発現していない場合），ピークは左にくる．他方，蛍光標識された抗体がたくさん結合すればするほど（細胞表面に目的とする分子がたくさん発現すればするほど），ピークは右にシフトする

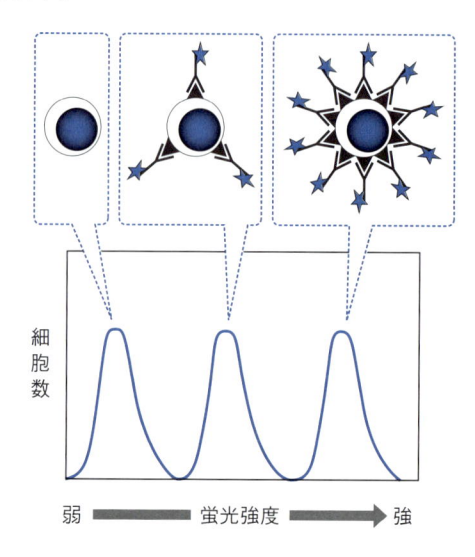

操作法

① エッペンチューブAにFITC標識抗CD3mAbとPE標識抗CD4mAbを，エッペンチューブBにFITC標識抗CD3mAbとPE標識抗CD4mAbを，50μlずつ添加する．

② ボルテックスミキサで混和する．

③ 4℃で15分間反応させる．（蛍光標識した抗体は光により失色するため，遮光すること．）

④ FACSバッファー1mlを添加する． ⎫
⑤ ボルテックスミキサで混和する． ⎬ 細胞洗浄（2回）
⑥ 2,500 rpm，1分間，室温で遠心する． ⎪
⑦ アスピレータで上清を吸引する． ⎭

⑧ FACSバッファー（あるいは1％パラホルムアルデヒド溶液）を200μl添加する．

⑨ ダラム管に分注する．（あらかじめ油性マジックでA・Bと記しておくこと．）

⑩ 測定まで，遮光して冷蔵保存する．

⑪ 測定する．（すぐに測定できない場合は1％パラホルムアルデヒドで固定しておくこと．）

⑫ 測定後はFACS Rinse（10分），FACS Clean（10分），蒸留水（10分）でフローサイトメータのフロー内を洗浄する．

⑬ 電源を切る．

結果

末梢血に存在する通常のT細胞は，細胞表面にCD3を発現するとともに，CD4あるいはCD8のいずれかを発現している．CD3に対する抗体はFITCで標識されているため，CD3を発現する細胞では，FL1の蛍光強度が右にシフトする（**図V-78**）．CD4あるいはCD8に対する抗体

図V-78　染色パターン

単核球を蛍光標識した抗体で染色したのち，フローサイトメータで解析した場合，いくつかの画分が検出される．

a：FITC標識抗CD3抗体とPE標識抗CD4抗体を用いて染色した場合，通常BとDにドットとして細胞が検出される．BはCD4⁺CD3⁺細胞，すなわちCD4⁺T細胞であり，Dはその他の細胞（CD4⁻CD3⁻細胞）を表す．ちなみに，CはCD4を発現しないT細胞（CD4⁻CD3⁺細胞）で，そのほとんどはCD8⁺T細胞である．また，AはCD4⁺CD3⁻細胞であるが，末梢血中にこのような細胞はほとんど存在しない

b：FITC標識抗CD3抗体とPE標識抗CD8抗体を用いて染色した場合，通常BとDにドットとして細胞が検出される．BはCD8⁺CD3⁺細胞，すなわちCD8⁺T細胞であり，Dはその他の細胞（CD8⁻CD3⁻細胞）を表す．ちなみに，CはCD8を発現しないT細胞（CD8⁻CD3⁺細胞）で，そのほとんどはCD4⁺T細胞である．また，AはCD8⁺CD3⁻細胞であるが，末梢血中にこのような細胞はほとんど存在しない

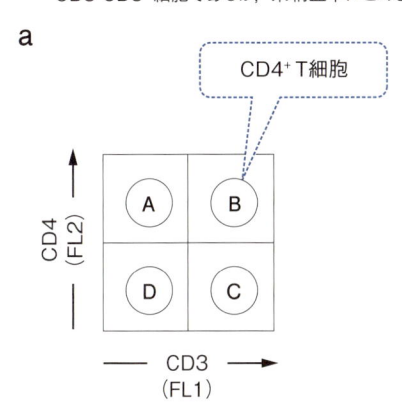

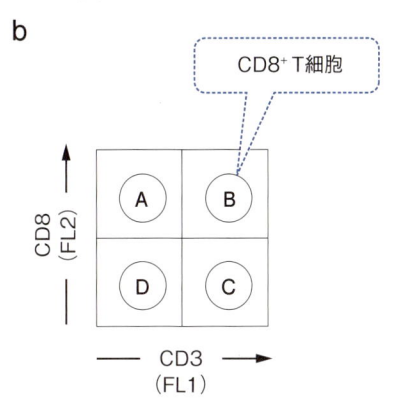

FITC：FL1で検出
PE　：FL2で検出

はPEで標識されているため，CD4あるいはCD8を発現する細胞では，FL2の蛍光強度が上にシフトする（**図V-78**）．

評価　各班で測定した結果を基準値と比較する．

レポート課題
①T細胞サブセット検査を行う意義は何か．
②T細胞が減少，増加する疾患にはどのようなものがあるか．
③各種臓器におけるT細胞の特徴は何か．
④T細胞にはどのような亜集団が存在するか．
⑤B細胞を調べるためには，どのような抗体を用いればよいか．
⑥非特異的な反応でないことを確認するためには，どうすればよいか．
⑦FACSバッファー中にはアルブミンやアジ化ナトリウムなどが入っているが，なぜか．

文献検索
①レポートを作成する際に使用した文献は，必ず最後に引用文献として記載すること．
②引用文献は，著者名・表題・雑誌（書籍）名・発行年・巻・頁を必ず記載すること．
③文献で正常値と，どのような疾患で異常値を示すかを調べておくこと．
④実習で得られた結果と理論値とが一致しているか．もし，異常値を示す結果が得られた場合には，なぜそのようになったのかを文献を参考にしながら考察すること．

感想
①実習で感じたことをレポートに記載する．

（江本正志）

VI 学内実習モデル

VI 学内実習モデル

1 モデルA（短大・専門学校）

実習方針

3年制の短大・専門学校では，同じカリキュラムであっても，4年制大学での学内実習とは取り組み方が異なる側面がある．特に専門学校は現場から求められている"即戦力"の人材養成を念頭においた教育に力を入れている．また，修業年限が短いということもあって，より実践的な実習内容，すなわち検査の現場に近いという意味と同時に，国家試験対策の面からもベネフィットな内容が選ばれる傾向にある．

実習基準

①履修単位：1単位（45時間）
②授業時間：授業時間1時限を90分とし，1回の実習時間を4時限とする．
③実施内容：それぞれの項目について到達目標を作成し，免疫学的測定法の技術と知識を習得する．さらに，異常値に対応できるよう結果の判読と病態との関連性を理解することが重要である．
④実習人数：40人が望ましい．
⑤その他：免疫検査学全体の実習回数として22回で行うことが多いので，ここでは輸血・移植検査実習を除いた45時間11回分の実習計画とした．1回の実習時間内に収まらない場合は，別項目の実習の合間に操作したり，時間外に判定やデータ整理をすることも想定している．実習項目にはそれぞれ具体的内容や学習のポイントを付記したが，特に自動機器を使える項目については各学校でアレンジが必要であろう．

実習モデル

表VI-1のとおり．

表Ⅵ-1

区　分	回数	実習内容
検体の採取	1	①採血法（患者接遇も含む） ②血液の取り扱い方 ③血清分離法
赤血球浮遊液の作製	2	①希釈液の作製 ②赤血球の取り扱い方 ③赤血球浮遊液の調製
寒冷凝集反応	3	①全血検体の保存法 ②2倍連続希釈法 ③赤血球凝集反応の判定
梅毒検査	4	①脂質抗体の検出(RPRカードテストまたは梅毒ガラス板法) ②TP抗体の検出（TPHAまたはTPPA） ③各凝集の判定
リケッチア抗体（ワイル・フェリックス反応）	5	①血清の不活性化 ②細菌凝集反応の判定
CRPおよび免疫グロブリン測定	6	①免疫比濁法の原理 ②検量線による定量 ③自動機器の原理
免疫電気泳動	7	①オクタロニー法の原理 ②泳動装置の原理 ③沈降線の判読
ELISA（肝炎ウイルス）	8	①酵素抗体法の原理 ②B/F分離 ③標識抗体，基質の取り扱い ④比色計の操作
甲状腺検査	9	①間接（受身）赤血球凝集反応の原理 ②吸収試験の意味（対象が陽性の場合の非特異反応）
自己抗体検査	10	①RAテストによるリウマトイド因子の検査 ②間接蛍光抗体法による抗核抗体検査 ③蛍光顕微鏡の使い方
補体価（CH50）	11	①補体価用検体の取り扱い ②感作赤血球のつくり方 ③CH50値の算出とその意味

（山田　久）

2 モデルB

VI 学内実習モデル

実習方針

免疫検査の多くの項目がマニュアル検査から自動分析機による検査へと移り変わるなかで，将来，臨床検査技師として求められるものを，学内実習で何をどのように実習するかについては，いろいろな意見があると思う．本校の実習方針としては，多くの検査項目を一通り実習するのではなく，実習内容を大きく5つの項目に大別し，そのなかの実習項目を通して，免疫検査の基礎を身につけることを目的に構成されている．

実習基準

①履修単位：1単位（45時間）
②授業時間：授業時間1時限を90分とし，1回の実習時間を3時限とする．
③実施内容：それぞれの項目について到達目標を作成し，免疫学的測定法の技術と知識を習得する．さらに，異常値に対応できるよう結果の判読と病態との関連性を理解することが重要である．
④実習人数：40人が望ましい．

実習モデル

表VI-2のとおり．

到達目標

①免疫検査の基本技術

- 2倍連続希釈法の操作手順を習得し，その応用である多系列希釈の希釈法が考えられる．
- 血液検体からの赤血球の洗浄ができ，必要に応じた濃度の赤血球浮遊液が作製できる．
- マイクロタイタ法の基本的操作が実施できる．
- 試験管による赤血球凝集とマイクロプレートによるゼラチン粒子凝集の判定ができる．

②沈降反応を利用した血清蛋白検査
- 沈降反応の種類と沈降物の現れ方を理解する．
- 二重免疫拡散法における沈降線の現れ方を予測し，判読できる．
- 免疫電気泳動法における正常血清の主な沈降線の判読ができる．
- 免疫電気泳動法におけるM蛋白沈降線の現れ方を理解し，その判読ができる．

③溶血反応を利用した血清補体価（CH50）検査
- 補体量と溶血度の関係（von Kroghの曲線）を理解する．
- 1 CH50単位の定義を理解し，正確な1×10^9個/mlヒツジ赤血球浮遊液が作製できる．
- 均一に抗体を感作した感作赤血球を作製できる．
- 溶血率を求めることにより血清補体価が求められる．

④凝集反応を利用した検査
- 直接凝集反応　リケッチア反応
- 間接凝集反応　梅毒（RPR法，TPHA法）
- 凝集反応における非特異反応（吸収操作）の対処方法

⑤ELISA法を利用した標識免疫反応
- 標識抗原抗体反応の標識物質の種類とその検出方法を理解する．
- 食品からのアレルゲン物質の抽出ができる．
- マイクロプレートリーダを用いてアレルゲン濃度を求めることができる．

評価

評価は，実習試験（90分）と各回のレポートにより総合的に行う．

表Ⅵ-2

区　分		回数	実習内容
1	免疫検査の基本技術	1	エバンスブルー溶液を用いた2倍連続希釈法の検定（個人実習）
		2	O型血清の抗A・抗B凝集素価測定──多系列希釈法（個人実習）
		3	マイクロタイタ法を用いたHBs抗体検査──PA法（個人実習）
2	沈降反応を利用した血清蛋白検査	4	Ouchterlony法による抗体の同定法──アルブミン抗体，IgG抗体，IgA抗体，C3抗体を使用（個人実習） 免疫電気泳動法の寒天平板の作製（グループ実習）
		5	免疫電気泳動法の実施──正常血清とM蛋白血症の血清使用（グループ実習）
		6	免疫電気泳動法の沈降線のスケッチと判読およびM蛋白血症の同定（個人実習）
3	溶血反応を利用した血清補体価（CH50）検査	7	正確な1×10^9個/mlヒツジ赤血球浮遊液の作製（グループ実習）
		8	溶血素価測定（個人実習）
		9	血清補体価測定（2検体測定）（個人実習）
4	凝集反応を利用した検査	10	直接凝集反応──リケッチア反応（個人実習）
		11	間接凝集反応──梅毒＜RPR法，TPHA法＞（個人実習）
		12	凝集反応における非特異反応（吸収操作）の対処方法（グループ実習）
5	ELISA法を利用した標識免疫反応	13	標識抗原抗体反応の標識物質の種類とその検出方法の説明
		14	食品8品目から卵アレルゲンの抽出（グループ実習）
		15	マイクロプレートリーダを用いた卵アレルゲン濃度の測定（グループ実習）

（木寺英明）

VI 学内実習モデル

3 モデルC

実習方針

臨床検査の現場では，迅速かつ正確な生体情報の収集とその的確な分析が必要であり，今後，検査結果から病態を推測できる能力を有する質の高いレベルの臨床検査技師がますます要求されるものと考える．免疫検査学の実習においても，抗原抗体反応などの基礎理論，および免疫学的分析法の原理やその測定意義をよく理解することが大切であるとともに，測定結果から推定される疾患およびその臨床的意義を理解し異常値に対応できるようになることが重要である．本校の実習方針としては，問題解決のできるClinical Laboratory Scientistとしての臨床検査技師の育成を目的に構成されている．

実習基準

①履修単位：2単位（60時間）
②授業時間：授業時間1時限を90分とし，1回の実習時間を4時間とする．
③実施内容：それぞれの項目について到達目標を作成し，免疫学的測定法の技術と知識を習得する．さらに，異常値に対応できるよう結果の判読と病態との関連性を理解することが重要である．
④実習人数：40人が望ましい．

実習モデル

表VI-3に示すとおりである．

表Ⅵ-3

	区　分		回数	実習内容
1	総論	免疫検査の基本技術	1	器具の取り扱い方，赤血球の洗浄，赤血球浮遊液の作製
2	沈降反応	オクタロニー法	2	ゲル平板の作製，試料（正常ヒト血清），抗血清（抗イムノグロブリン，抗 IgG，抗κ鎖，抗λ鎖抗血清）
			3	沈降線のスケッチと判読（融合，部分融合，交差），および観察（抗原過剰，抗体過剰）
3	凝集反応	寒冷凝集反応	4	全血検体の保存法，2倍連続希釈法
			5	赤血球凝集反応の判定（不規則抗体による凝集との鑑別）
4	感染症	CRP	6	免疫比濁法
		梅毒	7	RPR法，TPHA法
5	自己抗体	リウマトイド因子（RF）	8	RAテスト（ラテックス凝集反応）
			9	IgM型RFの測定（ELISA法）；抗原（熱変性 IgG）の調製および固相化操作
			10	ブロッキング操作，一次抗体（ヒト血清），二次抗体（POD標識抗 IgM 抗血清），発色操作，吸光度測定
		抗核抗体	11	蛍光抗体間接法
6	電気泳動法	免疫電気泳動	12	ゲル平板の作製，試料（M蛋白血清，正常ヒト血清），抗血清（抗ヒト全血清，抗 IgG，抗 IgA，抗 IgM，抗κ鎖，抗λ鎖抗血清）
			13	沈降線の観察，脱蛋白および染色操作後，スケッチと判読
		免疫固定電気泳動	14	ゲル平板の作製，試料（10倍希釈M蛋白血清），抗血清（抗 IgG，抗 IgA，抗 IgM，抗κ鎖，抗λ鎖抗血清）
7	総合実習	実技試験	15	抗核抗体の蛍光染色パターンの判読，免疫電気泳動の沈降線の判読

（藤田清貴）

VII

臨地実習とのかかわり

VII 臨地実習とのかかわり

1 臨地実習で必要な知識

■ 臨地実習の心構え

臨地実習とは，臨床検査技師養成校（大学など）で学習した知識と技能を実際の臨床の場で経験しながら臨床検査技師になるための第一歩を踏み出す場である．学生は臨地実習指導者のもとで臨床検査現場を把握しながら，これに関係する技術・技能を習得し，さらに医療人としての態度や医療にかかわる専門職としての自覚と認識を高める場でもある．

臨地実習の目標としては，臨床検査技師としての職業意識をもち，臨床検査が患者にどのように役立っているかを確認し，それを有効に活用するための臨床検査全般の技術を習得することが重要である．そのため，臨地実習は学生にとって卒前教育の最終段階であることをふまえ，実習目的の認識，実習計画の立案，それを実現するための積極的，主体的な行動が求められる．臨床現場は学校と異なり一般社会である．守秘義務や倫理観への視点がより重要である．

臨地実習では，遅刻をしないこと，服装，靴，髪型（長い場合は結ぶ），化粧，爪の長さなどに注意し，学生らしい挨拶と明るくきびきびとした態度で臨むことが大切であるとともに，患者の近くで私語は慎み，医療人としての態度を学ぶことが必要である．

■ 病院の役割

病院とは疾病をもつ患者に対し医療を提供し病人を収容する施設を指すが，日本では医療法上，一定規模以上の医療機関を病院といい，小規模のものを診療所といっている．

病院の業務は病人に対する診療行為が主であり，患者の病態に応じて短期，継続的な治療行為を行う．このため，医師を中心として看護師・薬剤師・臨床検査技師・診療放射線技師・理学療法士・作業療法士・栄養士などの医療職種の人材が協力して診療行為を行っている．

臨床検査にかかわる業務のなかでは，これら病院内で行う臨床検査とは別に，臨床検査そのものを請負業務として院外で行う検査センターでの業務がある．また，最近では予防医学が重要視され予防検診業務が多くなっているので，この分野でも臨床検査技師が多数活躍している．

■ 病院内での患者の流れ

その規模により患者の流れは多少異なるが，おおよそ以下のようである．

①患者来院
②受付（事務）
③患者診察――問診：主訴・環境情報・病状判断・検査指示（医師）
④検査の実施（臨床検査技師・診療放射線技師）
⑤検査結果の報告
⑥診断決定（医師）
⑦治療開始（医師・看護師・薬剤師・診療放射線技師・栄養士・理学療法士・作業療法士）……経過観察
⑧支払い（事務）
⑨患者帰宅

このなかで臨床検査は，医師による患者の診察後に検査指示があってはじめてスタートする．その指示内容により生体検査・検体検査を実施することになる．
なお，入院患者の場合は病院により患者の流れのシステムは異なるので，実習中に習得することが望ましい．

■ チーム医療

従来，医師を中心とする医療業務を形成していたが，患者の心の痛みや病気を治すために，医療従事者がお互い対等に連携することで患者中心の医療を実現しようというものである．それぞれの医療職種の壁を完全に取り去り，それぞれの立場からの提言を互いにフィードバックしながら医療を行うというのがこの考え方である．

臨床検査技師が関与しているチーム医療の例としては次のようなものがある．

①糖尿病治療
②NST
③感染症対策
④輸血治療
⑤癌医療
⑥回診，カンファレンスへの参加

ただし，現状では法的にほとんどの医療行為が医師の指示のもとで行うことになっており，長年の主従意識は容易に解消できるものではない．

■ コミュニケーション・スキル

一般的には，患者や他の医療職種を含む対人関係を円滑に進める技術を指す．通常，コミュニケーションには読み書きや会話があるが，コミュニケーション・スキルにおいては話す，聞くといった相手との対面で行われるリアルタイムでのコミュニケーション技術を指すことが多い．この技法において，高等な技術としての例で，相手が言っていることを理解するのはむずかしくはないが，相手が口に出してない感情や思考をうまく推測できることはむずかしい技術である．また会話においても，

相手に一方的に自分の話したいことだけを話すのではなく，相手の要求を的確に把握し，提供することが求められる．

そのため，コミュニケーション・スキルには3つのレベルが知られている．①＜レベル1＞相手の言っていることがわかる，②＜レベル2＞相手が口に出していないが感情でわかる，③＜レベル3＞そのときの空気で相手が口に出していない思考がわかる，とされる．臨地実習時にぜひともこの能力を養ってほしいものである．

■ コンサルテーション

コンサルテーションとは，相談する側のさまざまな課題の遂行や問題解決に対してその専門性に沿った情報提供と示唆を与えることとされる．これにはいくつかのタイプがある．①一方向性の援助である問題解決や改善のためのコンサルテーション，予防的援助，開発的援助がある．②援助関係が双方向性である相互コンサルテーションもある．

臨床検査室で多いのが，①採血室，生理検査の実施時において患者からの質問，②医師や看護師などの医療職種や事務室からの検査法の基準値，採血法，検査に関する準備などの問い合わせがあるので，検査分野に関して大体のことをすみやかに対応できる資質を養うことが必要である．そこで，それらの質問事項について日頃からノートに記載し，その対応表を作成することも重要な業務となる．

■ 検査データの読み方と異常値への対処法

臨床検査技師は検査に関しては専門家であるので，まず，自分が所属する検査室で実施するすべての検査法名，その基準値，異常値を呈する疾患名，検査値に影響を与える因子，検査を実施するうえでの準備法などはすべて知っておくことが重要である．検査データ全般に関しては個人ごとの変動とその検査法全体の変動があるので，後者を把握するには病院に来院する患者の疾病比率を覚えておく必要がある．個人別の変動はコンピュータで管理しているので，ときに異常が出た場合には，その値が患者自身の変動なのか，別の要因なのかの判別が比較的わかりやすい．そのためには検査の間隔，検査に影響を与える因子（たとえば，食事，運動など）や患者が使用している薬剤を知っておくことが重要である．一方，検査全般の管理法として，管理血清を使用するか，精度管理に加えて検査オーダーされる疾病比率を把握しておくと，その日の検査値が全体的に高いか，低いかの判断が可能である．

検査中に異常値が出現した場合，緊急検査と通常検査でその判断は分けられるが，いずれにしても，まずその結果が正しいと判断され，それが著しい異常値を呈した場合や生死にかかわることが予想される場合には医師にすみやかに報告することが必要である．その後，その事実を記録することが望ましい．そして1年間を通じてそのまとめを行い，診察区分により疾病との関係を明らかにしておくと次の対応時が容易となる．

実習中には患者検体に直接触れることはないが，現場の技師の対応を学ぶことが必要である．

■ 保険点数とのかかわり

病院では各種診療に対してその対価を受け取るが，現在の医療システムではその対価が保険点数である．1点10円として換算する．臨床検査においてもそれぞれの項目別に保険点数が決まっており，実施した検査法とその検査数の合計から検査室の収入が把握できる．したがって，みずからの検査室の検査実施数と項目名は常に知っておくことが重要である．

■ 感染対策

免疫検査室や輸血検査室では，血液を媒体とする肝炎ウイルス，エイズウイルスなどに代表される感染症関係の血液を扱うことが多く，検査者はこの感染症を起こしてはならない．そのためには，感染症防止に関する内容を把握し，血液管理，採血時には万全の注意を払い，それを遵守しながら検査を行うことが重要である．

■ 守秘義務と倫理

臨床検査技師には検査中に知り得た内容について守秘義務が課せられているので，当然，実習中の学生に対しても同様の義務が発生する．実習中といえども検査情報を入手する機会が多いので，その内容を家族も含め口外してはならない．
また，検査終了後の検体の扱いについても勝手に自己の研究などに使用してはいけないので，その必要が生じた場合には指導者に相談することが求められる．
検査室には大規模な個人情報があり，それを管理している病院や施設が多く，特に病歴管理に直結することが多いので，これらの情報についても勝手に扱うことは厳禁である．

（加藤亮二）

【編者所属】

加藤 亮二
　純真学園大学副学長／図書館長／保健医療学部教授

利光 央
　美萩野臨床医学専門学校校長

【著者所属】

加藤 亮二
　上記

山田 久
　美萩野臨床医学専門学校専任教員

江本 正志
　群馬大学大学院教授（医学系研究科生体・環境保健情報科学領域）

雪竹 潤
　藤田保健衛生大学准教授（医療科学部臨床検査学科）

青木 和雄
　アボットジャパン（株）学術情報部部長

内藤 勝人
　山梨大学医学部附属病院検査部主任

藤田 清貴
　群馬パース大学学長

阿部 雅仁
　栄研化学（株）営業統括部

石垣 宏尚
　群馬パース大学講師（医療技術学部検査技術学科）

高山 成伸
　大東文化大学教授（スポーツ・健康科学部健康科学科）

望月 照次
　元昭和大学統括臨床病理検査部部長

川崎 健治
　千葉大学医学部附属病院検査部

木寺 英明
　関西医療大学非常勤講師

臨床検査学実習書シリーズ
免疫検査学　実習書

ISBN978-4-263-22324-6

2010年5月25日　第1版第1刷発行
2025年3月20日　第1版第7刷発行

監　修　一般社団法人
　　　　日本臨床検査学教育協議会

編　者　加藤　亮二
　　　　利光　央

発行者　白石　泰夫

発行所　医歯薬出版株式会社
〒113-8612　東京都文京区本駒込1-7-10
TEL　(03) 5395-7620(編集)・7616(販売)
FAX　(03) 5395-7603(編集)・8563(販売)
https://www.ishiyaku.co.jp/
郵便振替番号　00190-5-13816

乱丁，落丁の際はお取り替えいたします　　印刷・教文堂／製本・愛千製本所

© Ishiyaku Publishers, Inc., 2010. Printed in Japan

本書の複製権・翻訳権・翻案権・上映権・譲渡権・貸与権・公衆送信権（送信可能化権を含む）・口述権は，医歯薬出版㈱が保有します．

本書を無断で複製する行為（コピー，スキャン，デジタルデータ化など）は，「私的使用のための複製」などの著作権法上の限られた例外を除き禁じられています．また私的使用に該当する場合であっても，請負業者等の第三者に依頼し上記の行為を行うことは違法となります．

JCOPY <出版者著作権管理機構 委託出版物>

本書をコピーやスキャン等により複製される場合は，そのつど事前に出版者著作権管理機構（電話 03-5244-5088，FAX 03-5244-5089，e-mail：info@jcopy.or.jp）の許諾を得てください．